KB038725

아프지 마요, 엄마

아프지 마요, 엄마

이민경 · 한유진 지음

시원
북스

노인이 된다는 것, 그것은 우리 모두의 이야기

우리는 평생 '나'로서 살아갑니다. 그리고 가장 나답게 살기 위해 공부하고 노력하고 고민합니다. 그리고 '나'라는 정체성을 가지고 다른 이들과 다양한 관계를 맺고 유지합니다. 그런데 어느 날 문득, 나의 모습이 내가 알고 있던 원래의 나와 크게 달라져 있음을 발견한다면 어떻게 될까요?

내 몸이 내 마음대로 움직이지 않고, 말이 원래의 의도와 다르게 나가며, 심지어 원래의 내가 어떤 사람이었는지 기억조차 나지 않는다면 얼마나 당황스러울까요? 정말 상상하기만 해도 슬픈 일이 아닐 수 없습니다.

그러나 우리나라 전 국민의 20%가 65세 이상이 되는 초고령 사회로의 진입을 불과 일 년여 앞둔 현재, 이런 일들이 아주 가까이에서 너무도 흔하게 일어나고 있습니다.

노인이 된다는 것. 그것은 우리 모두의 이야기입니다. 그저 누가 더 먼저이고 누가 더 나중인가의 문제에 불과할 뿐이지요. 하지만 우리는 정작 노인에 대해 잘 알지 못할뿐더러 자세히 알려고 하지도 않습니다. 그것은 당장 눈앞에 벌어진 일들을 해결하며 살아가기에 바쁘기 때문이기도, 아직 나와는 상관없는 먼 미래의 일이라고 생각하기 때문이기도 합니다.

그리고 설령 연세가 드신 부모님이 계시더라도 주기적으로 안부 전화를 드려 별일 없이 잘 계시는 것을 확인하고 있다고 스스로 안도하기 때문일 수도 있습니다.

전문가들에 따르면 노인질환은 특히 조기 발견이 중요하다고 합니다. 그럼에도 노인에 대한 무지와 무관심으로 인해, 조기에 질환을 발견하여 적극적으로 치료받는 노인들의 수는 매우 적습니다. 그렇기 때문에 다수의 어르신들이 가정에서 손을 쓸 수 없을 정도의 상태로 진행된 후에야 병원을 방문하는 경우가 많습니다.

이미 치료 효과를 크게 경험하기 어려운 상황에 이른 것이지요. 이러한 단계에서는 전문가들도 환자의 병증 진행 과정을 장기간 지켜보지 못했기 때문에 현재 상태를 판단기준으로 삼아서 가장 방어적인 설명과 치료방안만을 제시할 수밖에 없습니다. 결국 좌절감과 막막함은 고스란히 환자와 보호자들의 몫이 됩니다. 저 또한 주위의 많은 어르신과 그 가족들이 이와 비슷한 경험을 하고 계시는 것을 직접 보고 경험하면서 매우 안타까운 마음이 들었습니다.

그러던 중 노인질환에 대해 전혀 문외한이었던 지인 이민경 선생이, 노인질환을 겪으면서 힘들어하시는 부모님을 보살피기 위해, 10년 넘게 요양병원에서 의료진으로 노인들을 보살펴온 저에게 조언을 구하면서 이 책의 기획이 시작되었습니다.

그렇게 이민경 선생의 질문을 듣고 조언을 해주면서 만약 노인에 대해서 쉽고 친절하게 알려주는 안내서가 있다면, 또한 노인질환의 발병을 초기 단계에서 신속하게 발견하고 향후 행동 방향을 결정할 수 있도록 상세한 정보를 제공하는 참고자료가 있다면 얼마나 유익할까를 생각하였습니다. 그리고 이것을 글로 정리해서 남기자고 제가 먼저 이민경 선생에게 제안하게 되었습니다.

그리고 뜻밖의 좋은 계기를 만나 그간 고민하며 정리해 두었던 내용들을 부끄럽지만 책자의 형태로 선보이게 되었습니다. 따라서 이 책은, 주된 화자로서 목소리를 내는 저, 한유진과, 저의 이야기를 글로 정리해 준 이민경 선생의 합작품입니다.

한유진은 저의 필명인데요, 실명을 필명으로 대체한 이유는 의료현장에서 벌어지는 일에 대한 이야기를 좀 더 진솔하고 진정성 있게 쓰고 싶은데, 실명을 밝히면 아무래도 여러 제약이 뒤따를 수밖에 없기 때문입니다.

무엇보다 의료현장에서의 사례를 이야기함에 있어, 환자들의 인권과 권익 보호 및 사생활 침해 방지와 의료기관 보호 차원에서 의료인인 저의 실명을 밝힐 수 없는 점 깊이 헤아려 주시기 바랍니다.

부족하나마 이 책이 독자들로 하여금 적절한 상식과 균형감각을 가지고 노인질환에 대한 이성적이고 올바른 판단과 대처를 하는 데 도움이 될 수 있기를 바라며, 투박하고 거친 생각을 다듬어서 이렇게 멋진 책으로 엮어 내 주신 이민경 선생과 시원북스에 감사의 말씀을 전합니다.

2024년 7월
한유진

부모님의 자녀에서
보호자가 된 당신에게

저는 평생 나 자신의 목표를 위해 열심히 달려왔습니다. 그렇게 해서 단출하지만 예쁜 가정을 꾸렸고 박사학위도 받아 원하던 대학 강단에도 서게 되었습니다. 그렇게 연구하고 가르치며 즐거운 생활을 이어가던 어느 날, 아버지께서 뇌졸중으로 쓰러지셨고 어머니께서는 파킨슨병 진단을 받으셨습니다. 그리고 뒤이어 시아버지께서 암 판정을 받으신 후 뇌졸중으로 쓰러지셨습니다.

부모님들께서는 팔순에 가까운 고령의 어르신들이셨고 지병이 있었지만 건강관리를 잘하고 계셨기에 이런 일이 일어날 거라고는 전혀 생각하지 못했던 저는 엄청난 충격과 당혹감에 휩싸였습니다.

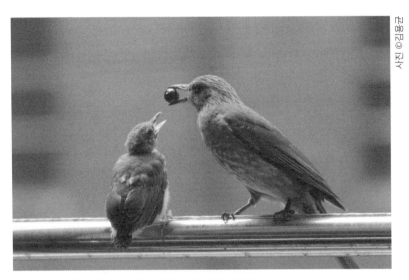

어린 새끼가 험한 세상에서 다치고 굶을까 목숨처럼 위하며 애지중지 키우는 부모 새의
모습에서 우리 부모의 얼굴이 떠오른다.

늘 자녀로서 부모님께 도움만 받던 제가 이제는 부모님의 보호자로서 보살펴 드려야 하는 입장이 되었는데, 저는 부모님에 대해서, 그리고 부모님께서 앓고 계신 질환에 대해 제대로 아는 것이 없었습니다.

뿐만 아니라 부모님께서 노인질환의 각종 증상과 후유증으로 고생하실 때마다 그 이유와 대처법을 알고 싶어도 물어볼 곳이 마땅치 않아 답답한 마음뿐이었습니다. 부모님의 담당 의사 선생님들은 모두 친절하셨지만 병원에서 그분들을 만나는 시간은 일 년에 서너 차례, 그것도 1회당 몇 분뿐인데 평소에 생활하면서 생기는 문제점과 질문들은 너무도 많았기 때문입니다.

그러던 중 요양병원에서 근무하는 한유진 선생과 연락이 닿았고, 자질구레한 질문부터 전문가의 견해가 요구되는 질문까지 시시때때로 답변을 구하게 되었습니다. 그리고 답변을 들을 때마다 글로 기록해 두고 필요한 상황에서 요긴하게 정보를 얻을 수 있었습니다.

이러한 이야기를 한유진 선생에게 하자 그는 이런 기록을 저 혼자서만 볼 것이 아니라, 잘 분류해서 책자의 형태로 기록해 두고 다른 이들에게도 도움이 될 수 있도록 하면 어떻겠느냐는 제안을 했고, 저 역시 흔쾌히 제안을 수락하여 이 책의 필진으로 참여하게 되었습니다.

　이렇게 해서 저와 한유진 선생이 뜻을 모아 이 책을 쓰게 되었고, 제가 원고를 정리하여 여러분께 한 선생의 목소리로 이야기를 들려 드리기로 하였습니다.

　바야흐로 급진적인 고령화 사회로 접어든 대한민국에서 저와 같은 고민과 염려를 하고 계신 분들이 많을 것으로 생각됩니다. 모쪼록 이 책이 독자 여러분과 여러분의 부모님께 조금이나마 따스한 도움이 되어 드릴 수 있기를 바라며, 이 책을 쓸 수 있도록 계기를 마련해 주신 한유진 선생과 시원북스에 감사의 마음을 전합니다.

　그리고 항상 저를 사랑해 주시고 저보다 더욱 저를 아껴 주시는 친애하는 부모님과 시부모님께, 아울러 언제나 그림자처럼 뒤에서 조용히 응원해 주는 남편과 늘 밝은 웃음으로 저를 행복하게 해 주는 딸에게, 마지막으로 힘들고 불안한 인생 속에서 기도할 때마다 살아갈 힘과 용기를 주시는 하나님께 무한한 감사와 사랑을 전합니다.

2024년 7월

이민경

차례

제1장 관찰
: 놓치면 후회하는 부모님의 건강 신호

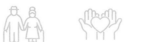

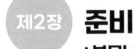 **준비**
: 부모님을 돌보기 위해 미리 알아 둘 것들

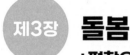

제3장 돌봄
: 편찮으신 부모님 보살피기

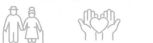

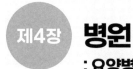 **병원**
: 요양병원에서의 생활

제1장

관찰

: 놓치면 후회하는 부모님의 건강 신호

시작하기에 앞서, 먼저 독자님들께 질문을 하나 드리고자 합니다. 이 책을 선택하신 이유는 다음 중 무엇인가요?

- 고령의 부모를 이해하고 돌봐드리기 위하여
- 직업상 노인들을 빈번히 대하기 때문에
- 스스로 노년을 대비하기 위하여

제 생각에는 첫 번째 항목을 선택하신 분이 가장 행복한 분이신 것 같습니다. 그만큼 부모와 자녀 사이에 애정과 관심이 있다는 의미일 테니까요. 두 번째 목적도 상당히 의미가 있습니다. 일터에서 노인들과 접촉이 많음에도 불구하고 노인들에 대해 무지한 분들이 꽤 많으시니까요.

마지막으로 스스로 노년을 대비하기 위하여 이 책을 선택하셨다면, 이미 자신의 몸과 마음이 예전 같지 않다고 느끼실 수도 있습니다. 또는 나에게 문제 상황이 발생했을 때 적극적으로 나를 돌봐줄 이가 주변에 없는 상황일 수도 있겠지요.

제가 이 책을 쓴 데에는 두 가지의 명확한 목적이 있습니다.

우선 첫 번째 목적은 여러분께서 노인이 되신 부모님의 몸과 마음의 상태를 헤아려서 일종의 '준비 태세'를 갖출 수 있도록 도와드리는 것입니다. '준비 태세'란 군사용어로서 "전투를 앞 둔 군인들이 주어진 상황에 어떻게 대처해야 할지 미리 훈련을 통해 필요한 조치를 달성하고 유지시키는 일"을 말합니다.

즉, 심각한 문제 상황이 닥친 후에 우왕좌왕하는 것이 아니라, 그전에 상황을 판단할 수 있는 식견을 갖추고 그에 따른 대처방안을 미리 계획하여 가장 현명한 방식으로 문제를 풀어나가는 것이 바로 준비 태세를 갖춘 이의 모습이라고 할 수 있겠습니다.

물론 우리가 일상에서 닥칠 수 있는 모든 문제에 대비하여 준비 태세를 갖추는 것은 불가능합니다. 그러나 노인이 된다는 것은 누구에게나 일정 기간을 거친 후 다가올 필연적인 상황이므로, 모든 이들이 언젠가 경험하게 될 일들을 대비하여 준비 태세를 갖출 필요가 있습니다. 그리고 이 글을 읽고 계시는 독자님들은 이미 그 준비 태세를 갖추기 위한 첫걸음을 내딛고 계신다고 할 수 있겠습니다.

다음으로 두 번째 목적은, 여러분께서 사랑하는 분들과 더 의미 있고 행복한 시간을 보내실 수 있도록 도와드리는 것입니다. 지난 십여 년 동안 요양병원에서 근무하면서, 노인질환을 앓고 계시는 어르신들의 보호자 중 다수가 감정적·정서적으로 힘겨워하시는 모습을 많이 지켜보았는데, 보호자들이 느끼는 감정적·정서적 고충의 양상은 대체로 다음과 같습니다.

먼저, 어르신에게 질환이 있다는 것을 인지하는 순간에는 속상함과 안타까움이 밀려옵니다. 이어서, 그간 많은 징후가 있었는데도 알아차리지 못하고 무관심이나 짜증으로 일관했던 자신에게 죄책감을 갖게 됩니다. 그와 더불어, 이미 질환이 많이 진행되거나 심각해진 상태에서 발견하는 경우가 많기 때문에, 자신이 보호자로서 취할 수 있는 행동의 선택지가 극도로 제한되어 있는 것을 보며 후회와 좌절을 경험하게 됩니다.

그런데 만약 여러분께서 이 책을 통해 어르신들의 질환을 최대한 초기에 인지하게 되신다면, 더 많은 시간을 그분들과 함께 보내면서, 여러분이 해 드릴 수 있는 것들을 해 드리고, 남은 시간들을 보다 더 의미 있고 소중하게 사용하실 수 있겠지요. 시나브로, 그렇게 여러분이 최선을 다한 순간들이 모여 잊지 못할 아름다운 추억으로 평생 간직될 것입니다.

국어사전의 정의에 따르면 노인은 '나이가 들어 늙은 사람'입니다. 하지만 저는 단순히 나이가 많은 사람을 노인이라고 정의하고 싶지 않습니다. 나이가 많더라도 자신의 몸과 마음을 잘 다스릴 수 있고 다른 사람과 적절히 소통하며, 나 자신으로서 잘 살아가는 데 아무 문제가 없는 어르신들은 제가 바라보는 관점에서의 노인이 아닙니다. 따라서 여기에서 말씀드리고자 하는 노인의 특성은 노인질환을 앓고 계시는 어르신들의 특성이라는 점을 분명히 하고자 합니다.

여러분께서 이러한 특성을 미리 숙지하고 계신다면 조금만 주의를 기울여도 어르신들이 이전과 다르다는 사실을 헤아릴 수 있고, 이런 사전징후들을 통해 향후 일어날 일들을 좀 더 일찍 적극적으로 대비할 수 있게 될 것입니다. 따라서 지금부터 여러분이 주의를 기울여야 할 노인질환의 사전징후들에 대해 이야기하겠습니다.

1. 이상한 옷차림

대부분의 어르신들은 패션에 별로 민감하지 않습니다. 그냥 입던 옷을 입고 쓰던 물건을 쓰기 원하시지요. 갑자기 옷이나 물건에 대한 취향이 바뀌거나 새로운 유행을 따르려고 애쓰는 현상도 거의 보기 힘듭니다. 자녀들이 선물로 옷이나 새로운 물품을 사드리면 고맙게 사용하시는 정도입니다.

　여담이지만 선물 대신 현금을 달라고 하시는 어르신들도 많으십니다. 그런 어르신들께 그 이유를 여쭤보면 예쁜 옷 입고 놀러 갈 곳도 없고, 쓰던 물건을 새 물건으로 바꾸고 싶은 마음도 없으니 돈으로 주면 맛있는 것이나 사 잡수시겠다고 답하십니다. 그만큼 새로운 것에 흥미를 잃어가는 것이 어르신들의 일반적인 특성이라고 하겠습니다.

　그러나 질환을 겪고 계시는 노인들은 조금 다르게 행동하십니다. 예를 들면, 평소 입으시던 옷들이 아닌 전혀 어울리지 않는 새로운 스타일의 옷을 입으시거나, 이상하리만큼 상의와 하의의 조합을 맞추지 못하십니다. 심지어 한여름에 겨울 내의나 두툼한 외투를 입으시는 등, 계절과 전혀 맞지 않는 옷차림을 고수하시는 경우도 있습니다. 이러한 옷차림은 정신적 문제에서 비롯된 것일 수도 있지만, 체온저하나 감각이상 같은 신체적 문제에 기인한 것일 수도 있습니다.

　따라서 부모님의 특이한 착장을 보고 "왜 이렇게 옷을 이상하게 입으셨어요?"라고 핀잔하듯 여쭤 보시기 전에, 기존에 가지고 계셨던 어르신들의 패션 취향과 새로운 착장 간의 차이점에 대해 한 번 더 생각해 보고, 필요하다고 여겨질 경우 가급적 빨리 전문의와 상의해 보시는 것이 좋습니다.

2. 쇼핑 습관의 변화

건강한 어르신들은 쇼핑도 합리적으로 하십니다. 즉, 물품의 구매 필요성을 잘 판단하여 적정 수량을 적정 가격에 구매하시지요. 물론 가끔 충동구매를 하실 수도 있으나, 그 빈도 역시 욕구 해소를 위해 쇼핑을 즐기는 청년이나 중년들에 비해 현저히 낮습니다. 그러나 노인질환이 의심되는 어르신 중에는 필요도 없고 쓰지도 않을 물건들을 마구잡이로 구매하는 분들도 계십니다. 그리고 그 물건들을 전리품처럼 집안에 쌓아 두십니다.

실제로 제가 보살피던 80세의 중증 치매 남성 환자의 자녀에 따르면, 그 어르신께서 치매로 진단받으시기 전에 젊은 여성들이나 쓸 법한 물건들을 자주 사 오셨고, 왜 그런 물건을 구매하셨는지 이유도 정확하게 설명하지 못하셨다고 합니다.

저는 그 이야기를 들으면서 만약 그때 환자의 주위 분들이 이런 징후들을 치료가 필요한 사안으로 좀 더 민감하게 받아들였다면, 증상이 더 심각해지기 전에 치료 시기를 앞당길 수도 있지 않았을까 하는 안타까움이 들었습니다.

혹시 부모님이나 주위에 계신 어르신이 이전과 다른 쇼핑 습관을 보인다거나, 쓸모없는 물품을 자주 구매하신다면 반드시 정밀 검진을 받아보시도록 권합니다.

3. 예의에 어긋나는 행동

한번은 카페에서 친구와 만나 담소를 나누던 적이 있었습니다. 당시 제가 앉은 자리의 건너편에는 연세가 지긋하신 여성분이 앉아 계셨는데, 어쩌다 그분과 눈이 마주치게 되었습니다. 일반적으로 사람이 많이 모여 있는 곳에서는 누구나 그런 상황을 경험할 수 있지요. 그러나 보통은 서로 무안해 하면서 눈길을 피하기 마련입니다. 그것이 통상적인 예의 행동이니까요.

저 역시 의도적으로 제 시선을 그분에게서 거두어 다른 곳으로 돌렸습니다. 하지만 그분은 이후에도 계속 저를 빤히 쳐다보고 계셨습니다. 고령임에도 불구하고 차림새가 훌륭하고 얼굴도 곱게 단장하신 분이셨지만, 사회에서 통용되는 암묵적인 예의 행동에 이미 균열이 가기 시작하신 것 같았습니다.

혹시 지하철에 탔을 때 마주 앉은 사람을 빤히 쳐다보는 어르신들을 보셨나요? 저는 종종 그런 분들을 뵙습니다. 보통 사람들은 아무리 다른 사람을 보고 싶다는 충동과 호기심을 느끼더라도, 그 사람 모르게 흘끔거리는 선에서 상대를 탐색하기 마련입니다. 그러나 노인질환을 앓고 계시는 분들은 나의 호기심이나 탐색 욕구가 마땅히 지켜야 할 예의라는 도리보다 더 커집니다.

물론 타고난 성품이 그러시다면 이야기가 달라지겠지만, 항상 예의를 차리셨던 분이 일순간부터 예의를 갖추는 능력이나 예의에 대한 민감도가 현저히 떨어지는 모습을 보인다면, 이미 뇌 기능에 이상이 생기기 시작했다고 의심해 볼 만합니다.

이런 조짐에는 이상 언어 행동도 포함됩니다. 이전에 예의 바르게 말씀하시던 분이, 어느 순간부터 다른 사람의 입장을 헤아리지 않고 예의에 어긋나는 말들을 서슴지 않거나, 지나치게 직설적이고 노골적인 화법으로 상대방을 불편하게 만든다면, 이 또한 노인질환의 사전징후로 볼 수 있을 것입니다.

4. 감정 표현의 변화

노인질환이 의심되는 어르신 중에는 감정을 표현하시는 방식이나 빈도가 이전과 확연히 다르게 나타나는 분들이 많은데, 그중에서도 분노 조절 능력 저하 현상이 두드러지게 나타납니다. 분노 조절 능력 저하에 대한 문제를 예의의 연장선상에서 생각할 수도 있겠지만, 이 둘을 약간은 다른 관점으로 바라볼 필요가 있습니다.

먼저, 예의를 차리지 않는 행동이 다른 사람을 배려하는 능력의 부족에서 비롯된다면, 분노는 다른 이들이 나의 존재를 무시하거나 업신여긴다는 피해의식에서 비롯되는 경우가 많기 때문입니다.

일례로, 제가 돌보던 치매 환자 중 한 분은 치매 진단을 받기 전에 가족과 함께하는 식사 자리에서 가족들이 웃으며 대화하자 갑자기 밥상을 엎으실 정도로 격노하셨다고 합니다. 다른 가족들이 작정하고 자신을 소외시키고 있다고 느끼셨기 때문이었지요.

그런데 보통 어르신들이 이런 행동을 하실 때는 음주를 하신 경우가 많아서, 단순 술주정으로 치부하고 넘어갈 수도 있습니다. 그러나 과거에는 음주 시에도 이런 일이 없었다거나, 음주 여부에 관계없이 작은 일에도 분노를 표출하는 빈도가 높아진다면, 언제부터 그런 변화가 있었는지, 그리고 분노 행동에 일정한 패턴이 있는지 등을 유심히 관찰할 필요가 있습니다.

그대로 방치할 경우 분노 조절 능력이 점점 약해지면서, 심각한 경우 폭언, 위협, 폭행 등의 폭력적인 행위로 발전할 수도 있는데, 이 정도면 당장 전문가의 도움이 필요한 상태라고 할 수 있습니다.

분노뿐 아니라 슬픔의 감정을 조절하는 데 어려움을 겪는 분들도 많으십니다. 섭섭함, 우울함, 억울함 등의 부정적 감정이 증폭되어 표출되는 것이지요. 예를 들어, 원래는 긍정적이고 명랑한 성품의 소유자이셨는데, 어느 날부터인가 사소한 일에도 섭섭한 감정을 자주 표출하신다거나, 별일 없는데도 눈물을 흘리시거나, 말수가 눈에 띄게 줄어든다거나 하시면, 이 또한 노인질환의 사전징후가 아닌지 의심해 볼 필요가 있습니다.

하지만 많은 보호자들이 이러한 징후를 보이는 노인들을 정상적인 상태로 간주하고 "왜 저렇게 별일도 아닌 걸 가지고 크게 화를 내시고 서운해하시나?" 하고 못마땅히 여기거나 섭섭하게 생각하여, 오히려 더 거리를 두기 시작합니다. 심지어 같이 화를 내며 맞대응을 하거나 어르신과 다툼을 벌이는 분들도 계십니다.

주의할 점은, 노인의 감정이 과잉 행동으로 표출될 때, 주위 사람들은 평소보다 더 차분하고 이성적인 심리 상태를 유지해야 한다는 것입니다. 특히 어르신이 함부로 말하거나 폭언을 하신다고 해도 거기에 휘둘리거나 감정적으로 대처하면 안 됩니다.

물론 이렇게 하는 것이 쉽지 않겠지요. 그렇지만 아무리 어렵더라도 최대한 정중하고 쉬운 언어표현을 사용하여, 분노를 가라앉히시도록 천천히 세심하게 설명하고 설득할 필요가 있습니다.

설명이 끝난 후에는 그 내용을 이해하셨는지 다시 질문하면서 어르신의 의견을 들을 준비가 되었다는 것을 충분히 표현합니다. 이때 어르신의 말을 끊지 않고 끝까지 들어 드려야 하며, 언성을 높이거나 명령하듯 말하거나 반말을 사용하지 않도록 반드시 주의해야 합니다.

마지막으로, 주의해야 할 감정 표현 패턴의 변화 양상이 하나 더 있는데, 바로 감정의 순화입니다. 온유한 성품의 어르신이 갑자기 분노를 자주 표출하시는 것도 노인질환의 징후로 볼 수 있겠지만, 평소 괄괄한 성격으로 인내심이 다소 부족하고 화도 잘 내시던 어르신이 온유하고 유순해지신다면, 이 또한 노인질환의 징후로 볼 수 있습니다.

제가 아는 어떤 분은 젊은 시절부터 남편의 폭력적 성향 때문에 결혼 생활 내내 힘들어하셨는데, 어느 날부터 남편이 화도 잘 내지 않고 폭력성도 보이지 않아서 이제야 살만해졌다고 생각했더니, 그것이 바로 치매 전조 증상이었다고 하셨습니다.

결론적으로, 감정 표현 변화의 방향이 긍정적이든 부정적이든, 평소와 확실히 차이를 보이시는 어르신은 모두 주의 깊게 지켜보아야 할 대상이라고 생각하시면 되겠습니다.

5. 음식 취향과 식사 습관의 변화

① 식사의 중요성

규칙적이고 영양이 풍부한 식사는 모든 연령대에서 중요하지만, 노년기의 식사는 생존의 문제와 직결될 만큼 특히 중요합니다. 청년이나 중년층들은 몇 끼 식사를 제대로 못 했다고 해서 큰 문제를 겪지는 않습니다.

그러나 노인질환을 앓고 계시는 어르신이 하루 동안 식사를 못 하신다면 건강에 이상이 생길 수도 있고, 지속적으로 영양 공급이 원활하게 이루어지지 않을 경우 신체에 만성적인 기능 저하가 일어날 수 있습니다.

그런데 대부분의 노인질환에서 식욕부진과 식이장애가 동반되며, 이러한 현상은 질환 자체의 진행을 가속화시킬 수도 있습니다. 한마디로 말해 악순환의 연속인 것이죠.

따라서 어르신의 식사량이 평소에 비해 장기적으로 서서히 줄어들거나 입맛이 없다는 말씀을 지속적으로 하신다면, 향후 노인질환이나 다른 중대한 질병이 발생할 가능성이 크기 때문에 특히 주의해야 합니다.

저희 집안에도 식사를 잘 잡수시다가 식욕부진과 팔다리의 힘 빠짐 증상을 호소하신 지 한 달이 채 못 되어 뇌경색으로 쓰러지신 어르신이 계시는데요. 다행히 곧바로 치료를 받아 위험한 상태까지 가지는 않았지만, 안타깝게도 왼편 수족 마비, 언어장애, 삼킴 곤란 증세를 얻어 음식 섭취가 더 곤란해지셨고, 그 영향으로 한 달 사이에 체중이 무려 10kg 이상 감소하여 거동마저 어려운 상태가 되셨습니다.

공교롭게도 어르신의 식욕부진이 시작된 시점이 독감을 앓고 난 직후여서, 가족들이 그저 독감 후유증으로 인한 일시적 현상일 것이라 대수롭지 않게 여긴 결과였지요.

식욕부진이 생각보다 길어졌을 때 가족들이 이를 사전징후로 받아들여 적극적인 대처를 했더라면, 상황이 저 정도까지 악화되지 않았을 텐데 하는 마음에 저 역시 매우 안타까워했던 사건이었습니다.

그런데 여러분, 혹시 지금 그 어르신의 상태가 어떠실지 궁금하지 않으신가요? 그분은 현재 예전만큼은 아니지만 다행히 체중도 어느 정도 회복되셨고, 지팡이에 의지하기는 하시지만 그래도 자립 보행이 가능한 수준으로 다리에 힘도 생기셨습니다. 도대체 무슨 일이 있었던 걸까요? 그건 바로 어르신께 평소에 좋아하셨던 음식들을 자주 드시게 한 덕분이었습니다.

여러분은 그런 음식 없으신가요? 정말 좋아하는 음식인데 일 년에 한두 번 먹을 수밖에 없는 것들 말입니다. 그런 음식들을 자주 먹지 못하는 이유가 가격이 비싸서일 수도 있고, 파는 장소가 멀어 쉽게 구할 수 없어서일 수도 있습니다.

또는 계절에 맞지 않아 식재료 자체를 구하기 어렵기 때문일 수도 있겠지요. 하지만 몸이 아프거나 힘이 없을 때면 유독 생각나고 먹고 싶은 음식들이 있습니다. 요즘에는 이런 음식을 일컬어 소울푸드 soul food, 즉 '영혼의 음식'이라고 한다지요?

우리나라 속담에도 '밥이 보약'이라는 말이 있듯이, 평소에 좋아하셨던 음식들을 구해서 드시게 했더니 어떤 약을 드셨을 때보다 더욱 빨리 기력이 좋아지시고 상태가 호전되셨던 것입니다.

제가 이 가족들에게 가장 칭찬하고 싶은 점은, 바로 어르신이 평소 좋아하셨던 음식이 무엇인지 잘 알고 있었다는 사실입니다. 반대로 최악의 상황은 가족 중 누구도 어르신의 음식 기호에 대해 제대로 된 정보를 가지고 있지 않은 경우가 되겠지요.

② 음식 취향 지도

1999년에 발표된 그룹 god의 노래 〈어머님께〉에는 "어머님은 자장면이 싫다고 하셨어"라는 가사가 등장하는데요. 당시 그 노래를 들을 때마다, 풍족하지 않은 살림살이에도 어린 자녀들에게 조금이라도 맛난 것 더 먹이고 싶어서 본인들은 그런 음식 안 좋아하신다며 한사코 사양하시던 제 부모님의 모습이 떠올라 코끝이 찡해지곤 했습니다.

전해오는 민담 중 그런 이야기가 있지요? 어느 어머니가 어렵게 얻은 4대 독자에게 귀한 것만 먹이고 싶어서 생선을 먹을 때면 살만 발라서 아들 밥 위에 얹어주고, 어머니는 생선 대가리와 뼈대만 빨아 드셨는데 장차 아들이 장성하고 출세해서 어머니가 좋아하시는 음식을 대접한답시고, 생선 대가리만 잔뜩 가져왔더라는 우습지만 슬픈 이야기 말입니다.

그렇다면 여러분은 부모님께서 어떤 음식을 좋아하시는지 잘 알고 계신가요? 혹시 바로 답변하기를 망설이신다면 지금 바로 부모님과 함께 '음식 취향 지도'를 작성해 보시기를 권합니다.

음식 취향 지도란 부모님이 좋아하시는 음식에 대한 기록으로서, 그 안에 있는 정보들은 상세하면 상세할수록 좋습니다. 예를 들어, 그냥 '설렁탕'이라고 적는 것이 아니라 'OO동 OO거리에 있는 OO식당의 설렁탕을 좋아하심'과 같이 자세히 기록하는 것이지요. 제철 음식의 경우 '봄철에 통영 지역에서 나는 도다리로 만든 도다리쑥국을 좋아하심'처럼 구체적으로 적어두면 좋습니다.

과자류와 음료류도 마찬가지로 어떤 회사에서 만든 어떤 상품명의 과자나 음료인지 꼭 기록합니다. 뿐만 아니라 평소 섭취하는 음식의 양, 식사 시간과 횟수, 식사 시 애용하는 식기와 식사 도구까지 꼼꼼하게 기입하되, 글로 표현하기 어려울 때는 사진이나 그림의 형태로 저장해 두면 좋습니다.

이런 작업이 반드시 필요한 이유는, 너무나 슬픈 일이지만 노인질환을 앓고 계신 어르신들의 기억력이 우리가 생각하는 것보다 더 빨리 흐려지실 수 있기 때문입니다. 즉, 부모님의 취향은 여전하신데 본인이 어떤 음식을 좋아했었는지, 즐겨 찾던 식당 이름이 무엇이었는지, 어떤 과자를 잘 먹었는지 기억하지 못하실 때, 미리 만들어 둔 음식 취향 지도가 큰 힘이 되어줄 수도 있습니다.

특히, 평소 드시는 음식의 양이나 식사 시간 및 횟수 등을 상세히 기록하는 것은, 이상 징후를 빨리 파악하기 위해서입니다. 다시 말해, 평소보다 식사량이 너무 많거나 적은 경우, 식사 횟수가 너무 잦거나 뜸한 경우, 평소보다 지나치게 군것질하는 횟수가 느는 경우, 물이나 음료의 섭취 시간, 횟수, 양 등에 변화가 있는 경우가 바로 사전징후로 볼 수 있는 사례들입니다.

특히 기존에 좋아하셨던 음식을 드려도 반응이 예전 같지 않고, 유독 달콤한 간식류를 자주 찾으시거나, 음식에 넣는 설탕의 양이 조미료의 수준을 넘어섰다고 판단된다면, 치매의 증상 중 하나인 미각상실이 진행되고 있을 가능성이 높으므로 조속히 전문의와 상의하셔야 합니다.

그와 더불어 식사 도구를 기록해 두는 것도 꼭 필요한데, 이 또한 도구 사용 능력의 변화를 통해 징후를 알아차리기 위함입니다. 평소 젓가락을 주로 사용하시던 분이 갑자기 젓가락 사용을 불편해하시거나 숟가락만 사용하려고 하신다면, 손의 미세 근육 사용에 문제가 발생했을 가능성이 높습니다. 예를 들어, 평소 국을 드실 때 숟가락을 사용하시던 분이 그릇째 들고 마시는 모습을 보이신다면, 국물을 떠서 입으로 가져가는 능력에 문제가 생겼다고 보는 것이지요.

제 지인의 어머니께서 얼마 전 파킨슨병 진단을 받으셨는데, 진단받으시기 얼마 전부터 국을 숟가락으로 떠서 드시지 않고 그릇째 들고 마시는 모습을 보이셨다고 합니다. 이야기를 듣고 보니, 어르신께서 숟가락으로 국물을 떠드시면 자꾸 흐르기 때문에 어느 순간 숟가락을 사용하지 않게 되신 것 같은데, 가족들 누구도 그것을 미리 알아채지 못했던 것입니다.

그리고 도구 사용 능력과는 별개로, 어르신께서 평소에 늘 쓰시던 조리 도구, 식기, 조미료 등을 어디에 두었는지 잘 기억하지 못하는 모습을 보이시거나, 음식을 불에 올려놓고 깜박하시는 빈도가 예전보다 잦아졌다면, 이 또한 가벼이 넘기지 마시고 전문의에게 모셔가는 것이 좋습니다.

6. 수면 패턴의 변화

나이가 들면 잠이 별로 없어진다는 이야기를 주변 어르신들께 자주 듣습니다. 그런데 실제로 다양한 노인질환의 초기 단계에서 눈에 띌 정도로 수면 패턴에 변화가 발생하는 경우가 많습니다.

수면 부족이 뇌혈관질환이나 심혈관질환 같은 중대 질환의 발병에 크게 영향을 미친다는 연구 결과는 많은 분들이 익히 들어 잘 알고 계실 것입니다. 제가 존경하는 은사님 한 분도 새벽 두세 시에 자꾸 잠에서 깨어나 소파에 앉아서 아침을 기다린다는 말씀을 하시더니, 그로부터 오래 지나지 않아 뇌경색으로 쓰러지셨습니다. 이 경우는 수면 부족이 뇌혈관질환의 발병에 영향을 미친 예라고 할 수 있겠습니다.

그런데 반대로, 뇌혈관질환의 후유증에서 수면 부족이 동반되는 경우도 있습니다. 7년 전 뇌경색 진단을 받으시고 난 후 지속적으로 수면 장애를 겪고 계시는 저희 집안 어르신이 그러한 예입니다.

　이분은 뇌경색을 앓고 난 뒤부터 만성적 어지럼증, 머리에 안개가 낀 듯한 증상, 식욕 감퇴, 사물의 이름이나 사람의 이름 기억 곤란, 우울감, 말수 적어짐, 수면 장애 등의 증세를 보이셨는데, 그중에서도 수면 장애가 다른 문제를 더욱 악화시키는 요인이 될 수 있으므로 담당 의사 선생님께서 약물 복용을 권하셨습니다.

　이후 어르신은 약물에 의존해서 어느 정도 수면을 취하실 수 있게 되었지만, 머지않아 저용량으로 처방된 약물 때문에 문제가 생겼습니다. 약의 효과로 잠은 드셨으나 수면 도중에 요의를 이기지 못하고 깨어나신 것이지요. 그런데 약물의 효과가 아직 남아 있는 상태여서 몸을 제대로 가누기 힘드셨고, 결국 화장실에서 넘어져 허리를 심하게 다치시고 말았습니다.

　이 사건 이후 용량이 더 높은 약물을 처방받게 되었는데, 이번엔 또 다른 문제가 발생하였습니다. 약물의 효과가 강력해서 너무 깊이 잠들어버린 나머지, 화장실에 가지 못하고 그만 이부자리에 실례를 하신 것이었습니다.

　약 용량을 줄이면 어르신이 위험에 처할 수 있고, 용량을 늘리면 체면이 상하실 수 있는 복잡한 상황이었는데요. 결국 체면이 더 중요하다고 판단하신 어르신께서는 약 복용을 중단하고 새벽에 그냥 깨어 있기를 선택하셨습니다. 밤에만 기저귀 형태의 요실금 패드를 착용하시는 것을 권해 드리기도 했지만, 기저귀를 사용해야 한다는 사실이 자존심 상하기고 하고 수치스럽기도 하셨는지 한사코 거부하셨습니다.

이 밖에도, 치매를 포함한 다양한 노인질환의 초기 단계에서 갑작스러운 수면의 양과 질의 악화를 경험하시는 분들이 많으십니다. 그러므로 부모님의 수면 시간 자체가 줄어들거나 주무시더라도 숙면을 취하기 힘들어하신다면, 즉각적으로 전문의와의 상담을 통하여 적절한 진단과 치료를 받으실 수 있도록 해야 합니다.

7. 보행 능력 감퇴

두 발로 자유롭게 걷는다는 것은 매우 큰 의미를 가집니다. 보행이 자유로워야 다른 이의 도움을 받지 않고 자신의 움직임을 스스로 결정할 수 있기 때문이지요. 이는 인간의 독립성과도 연결되는 중요한 부분입니다.

이제 막 걸음마를 시작하는 아기는, 두 발로 땅을 딛고 걷는다는 사실만으로 주위 사람 모두의 관심과 칭찬을 받습니다.

걸음마를 뗀 아이는 서투른 걸음걸이 때문에 자주 넘어지고 다치지만, 역시 주위의 모든 이들이 아이가 완벽한 보행 능력을 갖출 때까지 격려하고 응원해 줍니다. 그러다가 유아기가 지나면 두 발로 서고 걷는 것이 지극히 당연한 능력으로 여겨져서, 모두의 관심 밖으로 밀려나게 되지요.

하지만 그 당연하던 일이 매우 특별한 관심사가 되는 시기가 찾아오는데 바로 노년기입니다. 노년기는 유아들처럼 두 발로 서서 걷는 것만으로도 자랑스러워할 수 있는 시기입니다. 그만큼 아직 본인의 신체를 스스로의 힘과 의지로 제어하고 버틸 수 있는 건강 상태를 유지하고 계신다는 의미이니까요.

이렇듯 혼자의 힘으로 자연스럽게 보행하기 위해서는, 먼저 시각, 평형감각, 방향감각, 공간지각 등에 문제가 없어야 하며, 다음으로 호흡기, 심장, 허리, 다리, 발 등의 신체기관이 충분히 건강해야 합니다.

그러나 고령의 어르신들이 이 모든 조건을 고루 갖추는 것은 결코 쉽지 않습니다. 따라서 부모님의 보행에 문제가 생긴 것 같다고 판단된다면, 이 중 어느 곳에 문제가 생겼는지 전문가의 검사와 치료를 받아, 하루라도 더 스스로 걸으실 수 있도록 도와드려야 합니다.

만약 어르신께서 걷는 것을 불편해하신다면 구체적인 불편사항과 그 이유에 대해서 상세히 여쭤볼 수 있습니다. 만약 보행이 불편한 이유가 관절염이나 허리통증 같은 특정 신체 부위의 통증 때문이라고 답하신다면, 해당 부위의 통증을 경감시켜 드릴 수 있는 구체적인 치료방안을 신속하게 마련해야 합니다.

그럼 걸음걸이에 문제가 생겼는지 여부를 판단하기 위해, 먼저 정상적인 걸음걸이의 특징에는 어떤 것들이 있는지 살펴보겠습니다. 정상적인 걸음걸이의 특징은 다음과 같습니다.

- 걷는 속도가 적절하고 일정합니다.
- 보폭이 적절하고 일정합니다.
- 양발 사이의 간격이 적절합니다.
- 발을 지면에서 뗄 때 발을 충분한 높이로 들어 올립니다.
- 발을 들었다가 착지할 때 발꿈치부터 닿습니다.
- 걸을 때 자연스럽게 양팔이 흔들립니다.
- 상반신을 똑바로 세우고 걷습니다.
- 방향 전환을 할 때 자연스럽게 몸을 틀 수 있습니다.
- 이 모든 동작들이 연쇄적으로 자연스럽게 이어집니다.

하지만 보행에 문제가 나타나기 시작하면 위와 같은 특징들에 변화가 생깁니다.

가장 첫 번째로 체크해야 할 부분은 '속도'입니다. 어르신의 걷는 속도가 평소보다 현저하게 느려지셨다고 판단된다면, 그 원인이 다리나 관절의 통증 때문인지, 아니면 숨이 차서 자주 멈춰야 하기 때문인지, 방향감각이 떨어져서 어디로 가야 할지 두리번거리다가 걸음이 늦어지는 것인지 상세히 알아보아야 합니다. 파킨슨병이나 치매의 초기 단계에서도 보행속도의 느려짐이 자주 관찰됩니다.

두 번째는 '보폭'입니다. 어르신이 걸으실 때 양발의 간격과 보폭이 눈에 띄게 좁아졌다면 파킨슨병을 의심할 수 있습니다. 파킨슨병 초기에도 보폭의 감소가 관찰되며, 심각한 경우 종종 걸음을 치는 것처럼 보일 정도로 보폭이 크게 줄어들기 때문입니다.

그 밖에도, 알츠하이머를 포함한 여러 치매 증상의 초기 단계에서 보행속도와 보폭의 현저한 감소가 나타나기도 합니다. 그리고 걸음과 걸음 사이가 자연스럽게 이어지지 않고, 걷는 동작이 부자연스럽게 툭툭 끊어진다는 느낌을 주기도 합니다. 뿐만 아니라 걷는 중간에 멈칫멈칫 주저하는 듯한 행동이 관찰되는 경우도 있습니다.

제가 근무하는 병원 환자분 중 뇌암으로 투병하셨던 어르신이 계셨는데요. 병증이 진행됨에 따라, 걸음을 걸으실 때 마치 종종걸음을 걷는 것처럼, 양발 사이의 간격과 보폭이 지나치게 좁았습니다. 종종걸음치고 잠시 쉬고 종종걸음치고 또 잠시 쉬고, 이런 방식으로 부자연스럽게 걸으셨던 것이지요.

세 번째는 '발바닥과 지면 사이의 충분한 거리'입니다. 만약 어르신께서 발바닥을 지면에서 충분히 떼지 못하시고 발이 땅에 끌리는 것처럼 걸으신다면 문제가 됩니다. 발바닥이 지면에서 충분히 떨어지지 않거나, 발을 끌듯이 걷는 증세는 뇌졸중 후유증에서 많이 나타나며 파킨슨병과 치매에서도 관찰됩니다. 이런 경우, 계단이나 높은 턱은 물론이고 집 안에 있는 작은 문턱조차도 넘지 못하고 걸려 넘어지실 위험이 있습니다.

네 번째는 '팔의 움직임'입니다. 파킨슨병의 증상 중에는 보행 시 팔이 자연스럽게 흔들리지 않고, 팔의 움직임이 눈에 띄게 감소하거나, 전혀 없어지는 현상이 있습니다. 양팔 중 한 팔만 움직이는 경우도 있고, 팔이 몸통에 지나치게 붙어 있다는 느낌을 줄 수도 있습니다.

다섯 번째는 '몸의 회전'입니다. 보행 중 방향 전환을 위해 몸을 틀어야 하는 경우가 빈번하게 생기는데, 노인질환을 겪고 계시는 분들 중 다수에서 몸을 틀어 방향을 전환하는 것을 어려워하는 현상이 발견됩니다.

이런 현상은 파킨슨병이나 알츠하이머 환자들에게서 많이

관찰되는데, 몸을 돌려 방향을 바꿀 때 동작을 자연스럽게 한 번에 이어서 하지 못하고 주춤주춤 멈칫하면서 부자연스럽게 방향을 바꾸는 모습이 나타납니다.

여섯 번째는 '균형 잡힌 자세'입니다. 건강한 어르신에게는 상체를 곧게 세우고 안정적인 자세로 걷는 것이 어렵지 않습니다. 그러나 노인질환을 겪고 계신 어르신들은 걷는 자세가 다소 불안정해 보입니다. 또한 착지할 때 발꿈치가 지면에 먼저 닿지 않고 발바닥 전체가 닿기 때문에, 걷는 자세가 불안정하며 자주 넘어지게 됩니다.

특히 파킨슨병 환자의 경우, 병이 진행됨에 따라 균형 잡힌 자세로 안정적인 보행을 하는 것이 점점 더 어려워집니다. 특히 상체도 앞으로 굽어지고, 심할 경우 걷는 도중 얼어붙듯 한참 동안 모든 동작이 멈추는 현상이 발생합니다. 그리고 한꺼번에 두 가지 동작을 자연스럽게 이어서 하는 것도 어렵습니다.

일곱 번째는 '계단 오르내리기'입니다. 한 층 높이의 계단을 오르내리는 데에 문제가 없으시다면 가장 좋습니다. 그러나 계단을 전혀 사용하실 수 없거나, 사용하실 수는 있더라도 계단 손잡이에 매달리듯 의지하여 힘겹게 오르내리신다면 자칫 안전사고가 발생할 수도 있으므로 매우 주의해야 합니다.

더 나아가 집 안에 있는 얕은 문턱을 넘는 것도 어려워하시는 분들도 계시는데, 이러한 문제의 원인이 관절염 같은 통증에만 있지 않고, 노인질환의 진행으로 인한 것이라 판단된다면, 향후 더 큰 위험 상황으로 이어지기 전에, 위험이 될 만한 요소들을 적극적으로 수정 또는 제거하는 조치가 필요할 수 있습니다.

그리고 이러한 조치에는 물리적인 주거환경이나 여건 등의 변화도 포함되어 있습니다. 노인을 위한 주거환경의 변화에 대해서는 다음 장인 제2장에서 상세히 다루도록 하겠습니다.

흔히 노인질환의 초기 단계에서 인지기능 검사를 통해 병명을 진단하려는 시도를 많이 하는데, 사실 노인질환의 종류와 증상은 매우 다양해서 인지기능의 이상 없이 병증이 시작되는 경우도 많습니다. 이런 경우, 어르신의 걸음걸이와 움직임의 상태를 통해 질환이 시작된 것을 판단할 수도 있으므로 걸음걸이의 관찰이 매우 중요하다고 할 수 있겠습니다.

8. 위생 관리 능력 저하

위생 관리 상태는 노인질환의 유무를 판단하기에 적절한 척도가 될 수 있습니다. 평소에 청결하셨던 어르신도 노인질환이 시작되면 기존의 습관을 유지하기 어려워져서, 과거에 비해 위생 관리 능력이 저하될 수밖에 없기 때문입니다. 다음과 같은 항목들을 염두에 두시면 어르신의 위생 관리 능력을 판단하는 데에 도움이 될 것입니다.

① 의복 위생

의복은 위생 관리 능력을 가장 먼저 판단할 수 있는 지표입니다. 착용 중인 의복의 상태는 육안으로도 쉽게 관찰할 수 있으므로, 이를 통하여 어르신의 위생 관리 능력을 가늠해 볼 수 있는 것이지요. 어르신의 의복 위생을 체크할 때는 다음 사항을 주의해서 살핍니다.

- 속옷과 겉옷의 청결 상태가 모두 양호한가.
- 속옷과 겉옷을 적절히 자주 갈아입으시는가.
- 옷을 정기적으로 세탁하시는가.
- 옷을 입고 벗으실 때 문제나 불편함이 없으신가.
- 계절과 기온에 맞는 소재와 두께의 옷을 입고 계시는가.

만약 어르신께서 늘 같은 옷을 입고 계시거나, 입고 계신 옷이 너무 더럽거나, 계절에 맞지 않는 옷을 입고 계시거나, 옷 갈아입기를 거부하시거나, 세탁이 필요한 옷들이 그대로 방치되고 있다면, 어르신의 위생 관리 능력이 저하되어 있다고 볼 수 있습니다.

② 손발톱과 두발 관리

위생관리 능력을 확인할 수 있는 또 다른 지표는 손톱과 발톱입니다. 그중에서도 손톱과 발톱의 길이가 매우 중요한데, 손톱과 발톱을 적정한 길이와 청결한 상태로 유지하기 위해서는 섬세한 주의력과 관리 능력이 필요하기 때문입니다.

다시 말해, 손발톱의 상태를 확인할 수 있는 시력, 몸을 웅크릴 수 있는 유연성, 관리 도구를 사용할 수 있는 손의 힘과 미세 근육 등이 원활하게 협응이 되어야, 적절한 손발톱의 길이를 유지할 수 있는 것이지요.

그러므로 어르신의 손발톱 길이가 적정선보다 길고, 손발톱 밑에 때가 끼어 있다면, 이러한 능력 중 하나에 문제가 생겼을 가능성이 높습니다. 이 경우, 정기적으로 손발톱 관리를 위한 도움을 드린다면 상황을 쉽게 해결할 수 있겠지요.

그러나 어르신께서 아예 손발톱 위생에 전혀 관심이 없으시거나, 관리 의지가 있으시더라도 주위에서 보살펴 줄 이가 없다면 상황이 좀 더 심각해집니다.

일례로, 제가 근무하는 병원에 계셨던 어르신 중에 입원하실 때부터 손발톱이 너무 길고 손발톱 무좀도 심각했던 분이 계셨는데요. 짐작하건대, 족히 몇 년 동안은 손발톱 관리를 전혀 안 하신 듯 보였습니다.

그런데 알고 보니 그분의 하나뿐인 자제분이 외국에서 대학 교수로 재직 중이어서, 홀로 계신 어머님을 장기간 뵙지 못했고, 그 사이에 건강하셨던 어머님의 상태가 그토록 악화된 것이었습니다. 여러분도 혹시 가까운 시일 내에 부모님을 찾아뵐 계획이 있으시다면, 부모님의 손발톱 상태를 꼭 한번 확인해 보시기 바랍니다.

아울러 어르신의 두발 상태 또한 노인질환의 발생 여부를 짐작할 수 있는 징후가 될 수 있습니다. 남성의 경우, 정기적으로 이발과 면도를 하셨던 분이 덥수룩한 머리와 수염을 방치하고 계신다면, 문제 상황의 발생을 의심해 볼 수 있습니다.

여성의 경우, 머리를 평소에 단정히 빗거나 묶고 미용실에서 정기적으로 스타일도 관리하셨던 분이, 머리카락을 아무렇게나 흐트러뜨리고 계신다거나 머리모양도 관리가 안 된 것처럼 보인다면, 혹시 몸에 이상이 생긴 것은 아닌지 주의 깊게 살펴보아야 합니다.

③ 샤워나 목욕

영·유아들 중 극도로 씻는 것을 싫어하거나 물을 무서워하는 아이들이 있습니다. 그 원인을 살펴보면 아직 위생에 대한 개념이 완성되지 않았거나, 목욕하는 도중 발생했던 나쁜 경험으로부터 공포를 느껴서 그런 경우가 있습니다. 또는 양육자가 아이의 의사를 존중하지 않고 강압적인 태도를 보이거나 억지로 씻기려 할 경우, 거기에 대한 거부나 반항의 결과로 목욕 거부 행동이 나타날 수도 있습니다.

저도 어린 시절 목욕을 할 때 어머니께서 거친 때수건으로 온몸이 따갑고 빨개지도록 아프게 문지르시던 것이 너무 무서워서 목욕 시간을 싫어했던 기억이 생생하게 남아 있습니다.

그런데 아이들뿐 아니라, 연세가 드신 어르신들 중에도 씻기를 싫어하는 분들이 상당히 많으십니다. 예전에는 자신의 몸을 청결하게 잘 유지하셨는데, 언제부터인가 자주 씻지 않으시거나 씻기를 싫어하신다면, 어르신에게 이전에 없던 문제나 질환이 발생했을 가능성이 높습니다.

이때 어르신이 자주 씻지 못하시는 원인이 주거환경이나 계절적 문제에 있다면, 정기적으로 목욕탕에 모시고 가거나 주거환경을 개선해 드리는 방식으로 도움을 드릴 수 있습니다.

하지만 씻어야 할 필요성을 전혀 못 느끼시거나 씻기를 거부하신다면 문제 상황이 이미 시작되었다고 판단할 수 있겠습니다.

만약 치매가 시작되었다면, 치매의 종류에 따라 초기 단계부터 언어 구사 능력이 저하되면서 본인의 의사를 말로 표현하기 힘들어지는 경우가 있습니다.

이런 경우, 분명히 어떠한 이유가 있어서 씻는 것이 불편해지신 것인데 그것을 정확히 표현하여 전달하기가 어려워집니다. 이때는 보호자가 좀 더 세심하게 관찰하여 그 원인을 파악해내는 수밖에 없습니다.

어르신들이 씻기를 거부하시는 데에는 다양한 원인들이 있습니다. 예를 들면, 씻기 전의 준비나 씻는 과정에서의 수고와 힘듦을 감당하기 어려워하실 수도 있습니다. 그리고 목욕탕에서 미끄러지거나 넘어지신 적이 있어서 공포를 느끼실 수도 있고, 씻는 도중 어지럼증이나 가슴의 답답함을 경험하셨을 수도 있습니다.

경우에 따라서는, 피부가 너무 약해지셔서 때를 밀거나 샤워 물줄기가 피부에 닿을 때 심한 통증을 느끼실 수도 있고, 씻는 과정에서 사용되는 관절이나 근육에 통증을 느끼실 수도 있습니다. 또한 씻고 난 후의 나른함이나 노곤함을 힘들어하시는 경우도 있고, 좁은 욕실 공간 안에서 폐소공포와 같은 두려움을 느끼시는 경우도 있습니다.

이 중 어떤 것이 주된 원인인지 판단하기 위해서는 어르신께 쉽고 간단한 질문을 사용하여 여쭤볼 수 있습니다. 이때 주의할 점은 절대로 다그치듯 질문해서는 안 되며, 반드시 어르신께서 잘 생각하셔서 답변하실 수 있도록, 질문과 질문 사이에 충분한 시간차를 두어야 한다는 것입니다. 씻기 거부에 대한 질문의 예를 몇 가지 제시하면 다음과 같습니다.

- 씻기 전에 옷 벗고 준비하는 게 힘드세요?
- 혼자서 씻는 게 너무 힘드세요?
- 혹시 목욕탕에서 넘어진 적이 있으세요?
- 씻으실 때 어지러우셨어요?
- 씻으실 때 가슴이 답답하셨어요?
- 씻으실 때 몸이 아프셨어요?
- 씻고 나면 많이 피곤하세요?
- 목욕탕이 좁아서 씻기 불편하세요?
- 씻으실 때 도움이 필요하세요?
- 씻으실 때 제가 옆에서 도와드리는 거 괜찮으세요?

위의 질문들에 어르신께서 적절한 답변을 해 주시면 해당 문제를 해결해 드린 후, 씻는 것이 즐겁고 행복한 경험으로 다시 기억될 수 있도록 최대한 어르신의 요구에 맞춰 목욕을 도와드리면 됩니다. 그러나 답변을 제대로 하실 수 없는 상황이라면, 어르신의 질환이 생각보다 더 진행된 상황이라고 판단하고 후속 조치를 취해야 합니다.

그리고 이것은 조금 다른 이야기이지만 어르신께서 누가 보기에도 몸이 상당히 불편하신 상태임에도 불구하고, 다른 사람의 도움을 거부하고 혼자 힘으로 씻겠다고 고집을 부리시는 것도 문제 상황으로 받아들여질 수 있습니다.

④ 주거환경 위생

여러분은 보통 얼마나 자주 집안을 청소하시나요? 저는 별일이 없으면 매일 진공청소기를 사용해서 바닥의 먼지를 제거하고, 쓰레기가 발생하면 즉각적으로 쓰레기통에 분류해서 버립니다.

밀대걸레를 사용해서 바닥에 물걸레질을 하고, 가끔 스팀청소기로 살균 소독도 합니다. 얼마 전 로봇청소기를 선물 받은 후부터는 외출 시 편리하게 로봇청소기에게 간단한 바닥 청소를 맡기기도 합니다.

그렇다면 평소에 혹시 부모님께서 어떻게 집안을 청소하고 관리하시는지 알고 계신가요? 평소 청소를 하실 때 얼마나 자주, 어떤 도구를 사용하여 어떤 방식으로 청소하시는지, 쓰레기는 어떻게 처리하시는지 등을 눈여겨보셨다면, 무언가 평소와 달라지는 순간 쉽게 알아챌 수 있을 것입니다.

주거환경을 스스로의 힘으로 정갈하게 유지하시던 어르신이 어느 순간부터 지저분한 환경을 그대로 방치하고 계신다면, 무언가 문제가 생겼다고 의심할 수 있습니다. 청소하는 것도 일종의 습관적인 행동이므로 건강하실 때 잘 유지하시던 습관이 무너지면서 환경 위생에도 부정적인 영향이 발생하기 때문입니다.

저희 먼 친척 어르신 중 홀로 시골에서 거주하시던 분이 계셨는데요. 어르신께서 사시던 집은 비록 지은 지 오래되어 노후된 탓에 현대식 주택이나 아파트처럼 깔끔하고 멋있지는 않았지만, 어르신께서 매일 방과 마루를 쓸고 닦으시며 정갈하게 관리를 잘하신 덕분에 방문할 때마다 정겨운 느낌이 물씬 풍기는 곳이었습니다.

그러나 어느 날 시골에 간 김에 어르신께 인사를 드리러 그댁을 방문한 순간, 같은 집인지 의심될 정도로 지저분하고 정돈이 안 되어 있어 깜짝 놀랐습니다. 심지어 방으로 들어가 인사를 드려야 하는데, 방안에 흙먼지가 가득 쌓여 있어서, 잠시 동안 방안에 들어갈지 말지를 고민했을 정도입니다.

또한 자리에 앉아서 인사를 올려야 하는데, 앉을 곳이 없을 정도로 바닥에 물건이며 옷가지들이 널려 있었고, 방 한 구석에는 음식 찌꺼기가 말라붙은 그릇들이 놓인 밥상 위에 파리가 꼬여 있었습니다.

어르신과 잠깐 대화를 나눠 보니, 어르신은 현재 무엇이 문제인지조차 제대로 인식하지 못하고 계셨습니다. 그리고 자꾸 과거의 이야기만 되풀이하시는 것으로 보아 치매가 상당히 진행되어 계신 듯했습니다.

더욱 가슴 아픈 것은, 어르신께서 그런 환경에서 사시는데, 제대로 모시고 보살필 여건이 되는 자녀들이 아무도 없다는 것이었습니다. 사실상 방치되신 것이지요. 그날 치울 수 있는 만큼 집 안팎을 청소해 드리고 집으로 돌아온 후, 저는 계속 마음이 너무 안타깝고 불편하여, 여러 방면으로 어르신께 도움을 드릴 방법을 알아보았습니다.

그러나 지금과 달리 십 수 년 전인 당시에는 아무리 제가 노력해도, 사실상 법률상 보호자인 자녀들에게서 동의를 받지 못하면 실질적인 도움을 드리기가 쉽지 않았습니다.

그렇게 안타까워하면서 어르신을 도울 방법을 찾던 중에 청천벽력 같은 소식이 들려왔습니다. 이른 새벽에 어르신께서 차로를 배회하시다가 교통사고를 당해, 그만 유명을 달리하셨다는 황망한 소식이었습니다.

더욱 슬프고 안타까운 것은 사고가 있었던 당시는 한겨울의 추운 날이었지만, 어르신은 여름에나 입을 법한 얇은 옷차림을 하고 계셨다고 합니다. 너무도 마음 아픈 사건이 아닐 수 없습니다.

보살핌의 사각지대에 놓인 어르신은 항상 위험 요인에 노출되어 계십니다. 부모님은 물론이고, 그 외에도 혹시 주변에 보살핌을 받지 못하고 위험한 상황에 홀로 지내시는 어르신들이 계시지 않은지, 우리 사회가 함께 찾아내어 꼭 보살펴 드려야 한다고 생각합니다.

⑤ 냄새

냄새에 대한 호불호는 사실상 개인마다 다르기 때문에 냄새를 통해 어르신의 위생 상태를 파악하는 것은 다른 지표들을 사용하는 것에 비해 쉽지 않습니다.

저희 할머니에 대해 잠깐 언급하자면, 할머니께서는 세상을 떠나시기 전까지 항상 청결 유지에 신경을 많이 쓰시던 분이셨습니다. 그리고 위생관리 방법의 일환으로 가끔 저를 불러 혹시 당신에게서 좋지 않은 냄새가 나지는 않는지 물어보셨습니다.

사실 할머니에게서는 아주 미세한 노인 냄새가 났습니다. 그러나 자주 씻으시고 옷도 자주 갈아입으셨기에 불쾌한 냄새가 난 적은 없었습니다. 그래서 저는 그런 질문을 받을 때마다 할머니를 꽉 끌어안고 좋은 향기만 난다고 말씀드렸습니다.

그러면 할머니는 이내 기분이 좋아지셔서 행복한 미소를 짓고는 하셨지요. 그만큼 본인이 나이가 들어 혹여 불쾌한 냄새를 풍길까봐 항상 신경을 쓰고 계셨던 것입니다.

이렇듯 건강한 노인들은 자신의 위생 상태를 체면과 결부시켜 생각하시기 때문에 체면과 자존감을 잃지 않기 위해서라도 위생 관리를 열심히 하십니다.

하지만 원래 자신에게서 나는 냄새는 알아채기 힘들뿐더러 노인질환을 겪고 계시는 상당수의 어르신들이 후각이 퇴행되어 본인의 신체나 주위에서 좋지 않은 냄새가 나더라도 이를 잘 맡지 못하십니다.

따라서 냄새에 대한 민감도가 떨어지신 만큼 개인위생이나 환경 위생에 소홀해지실 수밖에 없습니다. 이를 테면, 씻지 않아도 냄새가 나지 않으니 씻을 필요가 없고, 청소하지 않아도 불쾌한 냄새가 나지 않으니 청소를 안 해도 된다고 생각하시는 것이지요.

설령 어르신에게서 불쾌한 냄새가 난다고 하더라도, 노골적으로 킁킁거리거나, 얼굴을 찌푸리거나, 냄새가 난다고 핀잔을 주는 등의 행동은 절대로 해서는 안 됩니다. 이는 어르신의 자존심을 크게 상하게 하고, 더 나아가 모욕감까지 느끼도록 만들 수 있는 행동들이기 때문입니다.

이 밖에도, 일부 중대 질환의 경우 증상이 발생했을 때 냄새가 동반되는 경우가 있습니다. 몇 년 전에 제가 근무하던 병원의 환자분께 일어났던 일을 하나 소개해 드리겠습니다.

당시 그 어르신은 전립선비대증을 앓고 계셨는데, 언제부터인가 몸 전체에서 평소와는 다른 특이한 체취가 나는 것이 느껴졌습니다. 저는 뭔가 이상한 느낌이 들어 담당의 선생님께 보고를 드린 후 주의 깊게 지켜보고 있었습니다.

그리고 바로 며칠 뒤, 어르신의 온몸이 갑자기 심하게 붓고 복부 통증을 호소하셔서, 결국 대학병원 응급실로 급히 모시게 되었습니다. 검사 결과, 전립선비대증이 악화되어 소변의 배출이 완전히 중단되었고, 그러한 이유로 부종과 복통이 발생하게 된 것이었습니다.

대학병원에서 진료를 해 주신 선생님 말씀으로는, 이렇게 심각한 상태가 되기까지 어르신께서 많이 힘드셨을 텐데 치매로 말씀을 잘 못하시는 상태여서 불편함을 표현하지 못하신 것 같다고 하였습니다. 결국 몸에서 불쾌한 냄새가 났던 것도 몸속의 노폐물이 소변을 통해 배출되지 못하여 생긴 결과였던 것입니다.

냄새로 큰 질환을 알아낸 사례는 또 있습니다. 저의 지인 중 초기 치매를 앓고 계신 친정어머니와 함께 사는 분이 있습니다. 그런데 언제부터인가 어머니에게서 불쾌한 냄새가 나기 시작했다는 이야기를 하더군요. 혹시 씻겨드리면 나아질까 해서 자주 샤워를 하시도록 도와드렸지만, 냄새는 더 심해지기만 했다고 합니다.

그러다가 어머니의 속옷에 평소보다 분비물이 많이 묻어 있고 악취도 거기에서 비롯된 것임을 깨닫고, 산부인과에 모시고 가서 정밀 진단을 받은 결과, 어머니에게 자궁경부암이 발생한 것을 알게 되었습니다. 이후 수술과 치료를 거쳐 어머니의 건강도 호전될 수 있었지요.

이러한 사례들이 있기는 하지만 대단히 심각한 상황이 아니라면, 사실상 냄새로 어르신의 건강이 악화되었다는 것을 알아채기는 힘듭니다. 그럼에도 불구하고 이런 사례를 소개하는 것은, 대부분의 어르신들은 본인이 아프시더라도 말씀을 하지 않거나, 숨기시려는 성향을 보이시기 때문에 혹여 어르신을 뵈었을 때 조금이라도 이상하다는 느낌이 든다면, 그냥 지나치지 말고 보다 더 적극적으로 개입해야 할 필요가 있다는 말씀을 드리기 위함입니다.

　지금까지 노인질환의 발생 여부를 가늠할 수 있는 여덟 가지 징후들에 대해 말씀드렸습니다. 이렇게 상세하게 설명해 드린 가장 주요한 이유는, 앞에서 말씀드린 것처럼 조기에 문제를 발견하여 적극적인 치료와 대처를 하기 위함입니다.

제2장

준비

: 부모님을 돌보기 위해 미리 알아 둘 것들

어린 시절 우리는 모두 빨리 자라서 어른이 되기를 바랍니다. 어른이 되면 부모님의 간섭이 없이 내 마음대로 할 수 있을 것 같은 희망이 있었기 때문이지요. 그런데 부모님께서 편찮으신 지금, 여러분은 비로소 진정한 어른이 될 기회를 얻었습니다. 이제 이 집안의 어른은 바로 여러분입니다. 그런데 사실 어른이 된다는 것은, 어린 시절 생각했던 것만큼 신나고 낭만적인 일이라고만은 할 수 없습니다.

많은 이들이, 시대가 변했고 과거와 현재가 크게 다르다고 말합니다. 과거 대한민국은 농경사회로 대가족이 모여 살았습니다. 따라서 집안에 문제가 발생하면, 그 문제에 대한 부담을 여러 가족 구성원들이 나누어 질 수 있었습니다. 그리고 의료기술도 열악했고 평균수명도 지금처럼 길지 않아서, 병이 들면 수명이 단축되는 것이 당연시되었습니다.

그러나 지금은 달라졌습니다. 사람들이 도시로 모이고 가족의 규모는 점차 작아져서, 집안에 문제가 생겨도 짐을 함께 질

수 있는 이가 예전만큼 많지 않은 것이 요즘의 현실입니다.

이토록 각박한 세대에 든든하게 버팀목이 되어 주시던 부모님마저 이제는 여러분의 돌봄 대상이 되어버렸다는 슬픔과 당혹감은 이루 말로 설명할 수 없을 것입니다.

이 글을 쓰는 저 역시 연로하신 부모님을 모시고 있고, 노인질환으로 점점 노쇠해지고 계시는 어르신들과 매일 함께 생활하고 있으므로 여러분의 마음을 아주 깊이 이해합니다.

부모님은 여러분이 갓난아기였을 때부터 지금의 나이로 장성할 때까지 어른으로서 그 일들을 묵묵히 듬직하게 잘 해내오셨습니다. 그리고 이제는 여러분이 부모님으로부터 바통을 물려받아, 한 집안의 어른으로서 그 역할을 담담하게 해 낼 차례입니다.

마냥 건강하실 것만 같던 부모님에게 노인질환이 찾아왔다는 것은 대단히 안타깝고 상심되는 사실이 아닐 수 없습니다. 그러나 마냥 상심만 하고 있을 수 없는 것이 또 현실이지요.

부모님의 건강이 악화되는 속도를 조금이라도 더 늦추기 위해 치료 계획을 세우고, 부모님께서 질환을 겪는 도중에라도 소소한 행복을 느끼며 남은 생을 최대한 존엄하게 정리하실 수 있도록 도와드려야 하기 때문입니다.

사실 어르신을 돌보는 일이 단기간에 끝날 수도 있지만, 생각보다 긴 여정이 될 수도 있습니다. 얼마나 걸릴지, 또 어떤 코스로 뛰게 될지 모르는 채로 마라톤의 출발점에 선 선수처럼, 우리 역시 앞으로의 일들을 알 수 없지만 아무래도 쉽지만은 않을 것임은 짐작할 수 있습니다.

따라서 전문가의 진단을 통해 부모님께 개선되기 어려운 노인질환이 발생한 것이 확인되었다면, 긴 여행을 떠나기 전 이것저것 필요한 것을 꼼꼼하게 챙기고 준비하듯이 부모님의 남은 여정을 최대한 소중한 기억으로 만들기 위해서 여러 가지 준비가 필요합니다.

1. 마음의 스트레칭

편찮으신 부모님을 보살피기 위해 가장 먼저 필요한 것은, 이제부터 부모님의 보호자가 될 바로 나 자신의 마음 상태를 건강하고 여유롭게 만드는 것입니다. 그리고 저는 이것을 '마음의 스트레칭'이라 부르려고 합니다. 이해가 잘 안 되시지요? 부모님께서 편찮으신 마당에 무슨 요가명상캠프 같은 이야기를 하고 있나 싶으신가요?

마치 마라톤 선수가 출발점에서 온몸의 근육을 풀기 위해 충분히 스트레칭을 해 주어야 잘 달릴 수 있듯이 우리에게도 마음의 스트레칭이 반드시 필요합니다. 근육이나 인대가 충분히 풀리지 않고 단단히 뭉쳐 있는 상태로 달리면 자칫 근육 파열이나 인대 손상 등의 부상으로 이어지는 것처럼, 마음가짐이 건강하고 여유롭지 못하면 과도한 스트레스 상태, 우울증, 공황장애 등의 정신 건강 악화로 이어질 위험이 있습니다.

제가 이 글을 쓰는 것은, 바로 어르신의 보호자로서 각종 보살핌을 수행하게 될 돌봄의 주체인 여러분을 위해서입니다. 그렇다면 이제 왜 제가 여러분의 정신 건강에 대해 관심을 가지는지 이해가 조금 되시나요? 그럼 지금부터 마음의 스트레칭을 위한 네 가지 방법을 소개하겠습니다.

① 감사 일기 쓰기

가장 첫 번째 방법은 바로 '감사 일기 쓰기'입니다. 감사 일기는 매일 다섯 가지의 감사할 일에 대해 기록하는 것입니다.

어느 책에서 읽은 이야기인데, 천국에는 있고 지옥에는 없는 것이 바로 '감사'라고 합니다. 아무리 상황이 열악해도 감사할 수 있으면 그곳이 천국이고, 대궐 같은 집에 살아도 감사할 수 없다면 그곳은 마치 지옥과 같다는 말이겠지요.

감사의 힘은 과학적으로도 증명된 바 있습니다. 2021년에 하버드 헬스 퍼블리싱Harvard Health Publishing에 공개된 연구 결과에 따르면, 감사하는 마음을 가지는 것만으로도 더 행복해질 수 있으며, 감사를 표현하는 말이나 행위를 통해 자신뿐 아니라 다른 사람에게도 그 행복감을 전달할 수 있다고 합니다.

뿐만 아니라, 감사하는 마음가짐과 이를 표현하는 행동을 통해 긍정적인 정서 함양, 신체적 건강 증진, 위기 대응 능력 증진, 건강하고 견고한 인간관계 형성 등의 신체적·징신적·시회적 이점을 얻을 수 있다고 합니다.

이 연구는 정신의학자인 캘리포니아 대학의 로버트 에몬스 Robert A. Emmons 박사와 마이애미 대학의 마이클 맥컬러우 Michael E. McCullough 박사에 의해 진행된 것으로, 연구 방법은 다음과 같습니다.

두 박사는 서로 다른 A, B그룹의 연구 참여자들에게 10주 동안 매주 그들에게 일어난 일들에 대해 기록하도록 했습니다. 단, A그룹의 참여자들은 매주 감사하게 생각하는 일에 대해, B그룹의 참여자들은 매주 짜증난다고 생각하는 일에 대해 기록하였습니다.

10주가 모두 지난 시점에 얻은 실험 결과는 놀라웠습니다. 감사한 일에 대해 기록한 A그룹 참여자들은 실험 시작 전에 비해 운동 빈도가 늘고, 병원에 가는 횟수가 줄었으며, 부정적인 감정에 휩싸이는 빈도가 줄었다고 답했습니다.

무엇보다 놀라운 것은, A그룹의 참여자들이 자신의 삶에 대해 더 긍정적이고 낙관적인 자세를 갖게 되었다고 답한 점입니다. 그들의 현실은 전혀 바뀌지 않았는데도 말이지요. 이 실험에서는 감사하는 태도를 갖추는 것만으로도 삶에 대한 만족도가 향상될 수 있음을 보여 주었습니다.

감사의 효능에 대한 공신력 있는 연구는 이 밖에도 셀 수 없을 정도로 많으며, 해당 연구들 모두 감사하는 마음을 가지는 것만으로도 정신과 신체의 건강 모두에 긍정적인 영향을 미친다는 결과를 얻었습니다.

따라서 여러분도 매일 감사 일기를 써 보면서 여러분에게 생기는 변화를 관찰해 보시기를 추천합니다. 앞에서 제시한 것처럼 다섯 가지 정도면 적당할 것 같습니다. 하지만 다섯 가지나 쓸 만큼 감사할 일들이 많지 않다고요?

그렇다면 단 한 가지만이라도 떠올려서 적어 보세요. 매일 일어나는 일에 대한 것도 괜찮고 자연현상에 대한 것도 좋습니다. 정말 이게 감사할 거리가 되나 싶을 정도로 아주 하찮은 일도 괜찮습니다.

예를 들면, 오늘 내가 좋아하는 맛집에 갔는데 평소처럼 줄이 길지 않아서 기다리지 않고 음식을 먹을 수 있었던 것에 감사할 수도 있습니다. 우습지만 며칠 동안 시원치 않았던 생리 현상이 시원하게 해결된 것에 감사할 수도 있습니다.

오늘 방문했던 건물의 문을 열 때 누군가가 내가 들어갈 수 있도록 잠시 문을 잡아 주었던 것에 감사할 수도 있고, 출퇴근 시간에 딱 맞춰서 타야 할 버스가 도착해 준 것에 감사할 수도 있습니다.

그래도 감사할 거리가 도무지 생각나지 않는다면, 그냥 이 시간에 내가 더 행복한 삶을 살기 위해 감사할 일들을 떠올리려 노력하고 있다는 사실에도 감사할 수 있습니다.

마지막으로, 여러분을 지금까지 키워주시고 돌봐주셨던 부모님께서 일찍 돌아가시지 않고 장수하셔서 여러분이 받은 은혜를 조금이나마 갚아드릴 수 있게 기회를 주신 것에 또한 감사할 수 있을 것입니다.

② 기도와 명상하기

마음의 스트레칭을 위한 두 번째 방법은 '기도와 명상'입니다. 여러분은 신을 믿으시나요? 평소 정신력과 의지력이 강하고 독립적인 성향을 지니신 분들 중, 신에게 의지하는 것이 나약하게 느껴져서 신의 존재를 믿지 않는다고 하시는 분들이 있습니다. 그렇지만 저는 신의 존재를 믿습니다. 그리고 혼자서 감당할 수 없는 수많은 일들이 생길 때마다, 기도를 통해 신께 의지합니다.

저는 유전적으로 알코올 분해효소가 없어서 술을 전혀 마시지 못합니다. 그리고 카페인 성분에 민감해서 커피나 차도 즐기지 못합니다. 심지어는 사포닌 같은 물질에도 부작용이 있어서 인삼이 들어간 건강식품도 먹기 힘듭니다. 그래서 사람들이 스트레스가 쌓이면 술 한잔 먹고 잊어버린다고 할 때, 굉장히 부럽다는 생각을 합니다.

그래서 저에게 유독 신에 대한 믿음이 더 소중하게 느껴지는지도 모릅니다. 가장 가까운 사람에게도 말할 수 없는 고민과 심적 부담감이 느껴져 머리가 터질 듯 아프고 가슴이 답답해서 숨이 쉬어지지 않을 때, 저는 가까운 교회를 찾아가 그저 눈을 감고 이렇게 끝없이 되뇌입니다.

"저를 불쌍히 여겨 주세요. 저는 너무나 약합니다. 저에게 힘을 주세요."

이렇게 기도하면서 그동안 서럽고 속상했던 일들을 뜨거운 눈물을 통해 흘려보내고 나면, 놀랍게도 또다시 세상과 맞서 내게 주어진 일들을 씩씩하게 해 낼 수 있을 것 같은 힘과 자신감이 생겨납니다. 그리고 나서 제가 가장 좋아하는 명언을 다짐하듯 외워 봅니다.

"이 또한 지나가리라."

여러분도 신의 존재를 믿고 계신다면, 하루 중 잠깐이라도 짬을 내어, 신께 여러분의 깊은 고민을 기도로 털어놓아 보시기를 추천합니다. 그마저도 여유롭지 않다면 출퇴근 시간에, 화장실에서, 버스나 지하철을 기다리는 동안에 휴대폰을 보는 대신 마음속으로 기도할 수 있습니다.

만약 신을 믿지 않으신다면, 지금이라도 믿음을 가져 보시기를 진심으로 권유해 드립니다. 부모님께서 세상의 의술로 치유되는 것이 불가능하다고 여겨지는 지금이 바로 우리에게 기적이 필요한 시점이니까요.

우리에게는 매일 아주 조금의 기적들이 필요합니다. 여러분께서 이 글을 읽으시는 것도 아마 여러분과 저 사이에 일어난 작은 기적이 아닐까요.

제가 가진 종교적 신념에는 내세의 소망도 포함되어 있습니다. 몸은 잠시 이별하되 영혼은 영원한 내세에서 서로 만나게 될 것이라는 믿음, 그것이 저를 지탱해 줄 때가 많습니다.

사랑하는 사람들을 잃어가는 슬픔과, 마침내 그들을 떠나보낸 후의 상실감은, 남은 사람들의 인생을 망가뜨릴 정도로 강력하게 작용할 수 있습니다. 하지만 사랑하는 이들과 다시 만날 수 있다는 희망이 생긴다면, 그들을 다시 만날 때까지 현재의 삶을 더 충실히 살아갈 힘을 얻을 수 있을 것입니다.

③ 부정적인 감정에 휩쓸리지 않기

마음의 스트레칭을 위한 세 번째 방법은 '부정적인 감정에 휩쓸리지 않기'입니다. 사실 어렵고 힘들고 당혹스러운 상황이 닥쳤을 때 누구에게나 곧바로 '어떻게 나에게 이런 일이 일어날 수 있어? 내 인생은 도대체 왜 이 모양이야?'라며 부정적이고 절망적인 생각이 들 수 있습니다.

하지만 이런 마음이 나의 생각을 지배하기 전에 재빨리 생각의 회로를 틀어서 이렇게 생각하고 말해 보세요.

"그럴 수도 있지. 뭐, 그 정도는 괜찮아."

신기하게도 이렇게 말하고 나면, 상황이 전혀 좋아지지 않았더라도, 기분이 정말 아주 조금 괜찮아진 것 같은 느낌이 들 것입니다.

사실 과거의 저는 어렵고 힘든 상황에 부딪힐 때마다 '어떻게, 왜, 나에게 이런 일이 일어날 수 있어?'라고 생각하고, 분노하거나 억울해하면서 주어진 상황을 애써 부정하려고 노력했던 사람이었습니다.

실제로 약 5년이 넘는 기간에 걸쳐 저에게 믿을 수 없을 정도로 불행한 사건들이 연쇄적으로 일어난 적이 있었습니다. 저는 당시 저에게 일어난 참을 수 없는 불행을 지속적으로 곱씹으면서, 그때마다 억울해하고 분노하며 부정적인 감정이 저를 지배하도록 허락했습니다.

그리고 그 부정적인 감정이 내 몸과 마음을 좀 먹도록 내버려 두었습니다. 그러다 종국에는 몸도 마음도 모두 망가져서 다시는 이전처럼 행복한 삶을 살 수 없을 것이므로 더 이상 살아갈 의미가 없다는 극도로 절망적인 생각까지 하게 되었습니다.

그러던 중 당시에 제가 다니던 교회에서 한 청년을 만나게 되었는데, 그 청년은 엄청나게 고통스러운 불치병으로 투병 생활을 하고 있었습니다. 그럼에도 그는 항상 밝고 긍정적인 태도로 오히려 다른 이들을 염려하고 격려하면서 긍정적인 에너지를 나누어 주고 있었습니다.

저는 그가 가진 아름다운 삶의 자세와 넘치는 사랑의 에너지에 감동을 받아서, 그동안 가지고 있었던 부정적인 삶의 태도를 완전히 바꾸기로 결심했습니다. 그리고 그렇게 마음을 바꾼 순간부터 진짜로 마음이 편안해지고 화가 덜 나는 것을 경험했습니다.

물론 저 역시 항상 마음의 평안을 유지하는 데 성공하는 것은 아닙니다. 하지만 잠시 마음이 흐트러지더라도, 다시금 마음을 가다듬고 심호흡을 하며, 스스로에게 이렇게 이야기해 줍니다.

"그래, 좋지 않은 일이 일어날 수도 있어. 하지만 그럼에도 불구하고 내 삶은 너무도 소중하고 가치가 있어."

이때 가장 중요한 것은 부정적인 상황이 결코 나를 지배하도록 내버려 두지 않겠다는 다짐을 하는 것입니다. 아무리 좋지 않은 상황에 처하게 되더라도, 그 상황의 지배를 받아서 부정적인 생각과 행동을 하지 않겠다고 결심하는 것이지요.

④ 나만을 위한 시간 가지기

마음의 스트레칭을 위한 네 번째 방법은 '나만을 위한 시간 가지기'입니다. 어르신의 보호자로서가 아니라 나 자신으로서의 정체성과 존엄성을 유지하기 위해서는, 아무리 시간적으로 여유가 부족하더라도, 자신만을 위한 시간을 가지도록 노력해야 할 필요가 있습니다.

하루에 30분 정도만이라도, 적어도 그 시간만큼은 여러분의 사업, 직무, 부모님, 자녀, 배우자, 당면한 문제 등을 모두 잊어버리고 오직 자기 자신에게만 집중하세요.

산책을 해도 좋고 좋아하는 음악을 듣거나 책을 읽어도 좋습니다. 특히, 앞에서 말씀드린 것처럼 기도와 명상을 한다면 더욱 좋습니다. 신선한 공기, 푸른 산, 아름다운 들꽃들, 이런 것들을 보며 세상이 여전히 아름답다는 것을 느껴 보세요.

그리고 여러분 자신에게 "너는 정말 사랑스럽고 소중한 사람이야"라고 속삭여 주세요. 그리고 세상을 만드시고 주관하시는 신께서 나를 특별히 사랑하신다고 생각하세요. 아주 잠시라고 하더라도 매일 매일 나만을 위해 갖는 이 시간들이 쌓여서 나의 정체성과 자존감, 그리고 존엄성을 지켜 줄 것입니다.

2. 건강한 신체

모든 이에게 신체의 건강은 중요합니다. 그러나 누군가를 돌봐야 하는 위치에 있는 사람의 건강은 특히나 더욱 더 중요합니다. 여러분의 몸이 건강하지 않다면 부모님의 건강을 어떻게 잘 돌볼 수 있겠습니까. 여러분의 건강은 곧 여러분이 속한 가정의 건강을 의미하며, 여러분이 앞으로 돌봐드려야 할 부모님의 건강과도 직결됩니다.

사실 현대인들은 모두 건강에 관심이 많습니다. 그래서인지 스마트폰으로 잠깐만 검색해 봐도 건강에 대한 정보가 넘쳐납니다. 갖가지 효능을 자랑하는 건강식품 광고들과 특정 질병이나 증상의 완화에 효과가 있다는 제품 광고들이 쏟아져 나와 우리의 판단을 어지럽힙니다.

그러나 모두가 익히 아는 건강을 위한 지름길이 있습니다. 그것은 바로 균형 잡힌 식단, 적절한 운동, 충분한 수면 그리고 몸에 해로운 습관 끊기입니다. 이런 말씀을 드리면, 그건 그냥 예습 복습 철저히 해서 수능 고득점을 이루었다는 이야기와 비슷한 것이 아닌가 하고 비아냥거리시는 분들도 계실 것입니다.

하지만 건강해지기를 바란다면 건강에 좋은 습관들을 유지하는 것이 지극히 당연합니다. 반대로 건강해지기를 바라면서 건강하지 않은 식단, 수면 방식, 몸에 해로운 습관을 바꾸지 않는 것은 이율배반적인 모순입니다.

실제로 많은 이들이 건강에 나쁜 행동들을 반복적으로 하면서 자신은 이렇게 해도 절대 나쁜 질병에 걸리지 않을 것이라 생각하지요.

혈당을 급격히 상승시키는 당류 고함량 음식들을 즐기면서도 자신은 당뇨에 걸리지 않을 것이라 확신하고, 짠 음식을 좋아하면서도 고혈압과 신장병은 자신과 상관이 없다고 생각하고, 흡연을 하면서도 자신은 폐암, 구강암, 방광암 등에 걸리지 않을 것이라고 확신합니다.

나이가 들면 자연스럽게 당뇨가 생기고 고혈압이 오고 뇌혈관질환과 심혈관질환이 생기는 것이 아닙니다. 지속적으로 해당 질환을 유발하는 식단과 행동습관이 누적되었을 때 그러한 질환들로 이어지는 것입니다. 과학적으로 건강에 좋지 않다고 밝혀진 습관들만 고치더라도 질병의 위험이 훨씬 줄어들 것입니다.

① 해로운 음식 먹지 않기

식단에 대해 말하자면, 가급적 천연 재료를 직접 조리해서 먹고, 초가공식품은 섭취하지 않아야 합니다. 초가공식품이란 감미료, 방부제, 색소 등의 식품 첨가물이 다량 함유되어 있고, 가공과 변형이 많이 되어 원재료가 무엇인지 식별하기 힘든 음식으로, 햄, 소시지, 라면, 탄산음료, 아이스크림, 과자 등이 대표적입니다. 그중에서도 햄과 소시지는 당뇨병 발생과 상당한 인과관계가 있다는 것이 밝혀진 바 있습니다.

2023년 11월 29일자 중앙일보 기사에 따르면, 고려대 보건 정책관리학부 오하나 교수 연구팀에서 40~69세의 경기도민 7,438명을 대상으로 연구한 결과, 햄과 소시지의 섭취량이 1% 증가하면, 당뇨병 발생 위험이 40% 더 늘어나는 것으로 나타났다고 합니다.

대한당뇨병학회의 2022년 발표에 따르면 2020년 기준, 국내 제2형 당뇨병 환자는 30세 이상 성인 16.7%이고, 당뇨 전단계 인구는 30세 이상 성인 인구의 44.3%에 달한다고 합니다.

그럼 20대는 안전할까요? 아닙니다. 2019년부터 2023년까지 4년간, 20~30대 제2형 당뇨병 환자 발생 추이를 추적 관찰한 결과를 보면, 신규 당뇨병 환자가 무려 25%가량이나 증가했습니다. 따라서 누구도 당뇨로부터 안전하다고 생각할 수 없습니다.

혹시 여러분이 당뇨 전단계에 해당되는지 확인하고 싶으시다면, 가까운 보건소에 신분증 지참 후 방문하여, '당화혈색소 검사'를 받아보실 것을 권합니다.

당화혈색소 검사는 지난 3개월 동안 평균 혈당을 수치화한 것으로, 5.6% 이하가 정상이며, 5.7~6.4%는 당뇨 전단계, 6.5% 이상은 당뇨로 판단됩니다. 만약 당뇨 전단계에 해당된다면 당뇨로 발전하지 않도록 지금부터 노력하면 됩니다.

부득이하게 가공식품을 구매해야 할 때는, 가공육 제품은 피하고 당류는 5g 이하로 포함된 것을 고르시는 것이 좋습니다. 음료를 마실 때도 당분이 높게 함유된 음료는 피하고, 카페에서도 가급적 당이 첨가되지 않은 음료를 선택하실 것을 권장합니다.

밖에서 음식을 사 먹을 때도 주의해야 하는데, 맵고 짠 음식들에 의외로 설탕이 많이 들어가며, 소금 섭취 역시 각종 성인병을 유발하므로 자극적인 음식은 피하는 것이 좋습니다.

또한 정제된 탄수화물로만 한 끼를 채우는 방식 역시 혈당을 급격히 올리는 방식이므로, 라면이나 빵만으로 끼니를 때우지 않도록 해야 합니다. 고온에서 기름에 튀긴 음식이 암을 유발한다는 사실은 이미 널리 알려져 있으므로 튀긴 음식도 자제하는 것이 좋겠지요.

최근 들어 만성신부전증 환자도 급격히 증가하고 있는 추세인데 당뇨, 고혈압, 비만, 흡연 등이 만성신부전증의 원인이 될 수 있습니다. 특히 당뇨환자의 경우에는 약 40%가 만성신부전증으로 진행이 된다고 하니, 정말 당뇨는 여러모로 위험한 질환이 아닐 수 없습니다.

따라서 아무 생각 없이 먹거나 마시는 음식들이 중대 질환을 유발할 수도 있다는 사실을 항상 기억하며, 현명한 식단 유지와 음식 소비를 해야 하겠습니다.

② 충분한 수면 시간 확보

충분한 수면 시간의 확보는 아무리 강조해도 지나치지 않을 만큼 중요합니다. 한때는 밤새워 공부하거나 일하는 것을 성실의 상징으로 생각했던 시절이 있었습니다. 그러나 수면의 중요성이 과학적으로 입증된 요즘, 밤새워 일하는 것은 수명을 단축하는 행위라는 것이 널리 알려져 있습니다. 건강해지고 싶다면 무조건 아주 잘 자야 합니다.

잠을 자는 동안 뇌척수액이 뇌 속 대사활동의 부산물로 생긴 노폐물을 청소하여 비인두 점막에 분포하는 림프관망과 목 림프관을 통해 배출하는데, 충분한 수면의 양과 질이 보장되지 않으면 이 과정이 원활히 이루어지지 않아 뇌혈관질환이나 치매 등에 걸릴 확률이 매우 높아집니다. 또한 수면의 부족은 심혈관질환의 발병 위험성도 높입니다.

이것은 비단 노인들에게만 해당되는 이야기가 아닙니다. 따라서 여러분이 충분한 수면을 취하지 못하고 있다고 생각되신다면, 다음과 같은 조치를 통해 수면 습관을 바르게 형성할 필요가 있습니다. 그리고 이러한 습관은 모든 연령대에 유익합니다.

- 침실은 최대한 어둡게 하고 적정한 온도와 습도를 유지합니다.
- 저녁 식사는 가급적 7시 전에 끝내고 충분히 소화가 된 후에 잠자리에 듭니다.
- 저녁 식후 가벼운 산책이나 맨손 체조 정도의 운동을 합니다. 격렬한 운동은 오히려 수면에 방해가 될 수 있으므로 주의합니다.
- 낮 시간에 낮잠을 자면 밤에 잠이 잘 오지 않을 수 있으므로 낮잠을 피합니다.

- 잠자리에서 스마트폰을 하거나 TV를 켜 두지 않습니다.
- 오후 시간에는 카페인이나 각성 성분이 포함된 음료를 마시지 않습니다.
- 잠자리에 들기 직전에 꼭 화장실에 다녀옵니다.
- 밤 시간대에 물이나 음료를 많이 마시면 새벽에 화장실에 갈 가능성이 증가하므로, 취침 시간이 가까워지면 물은 목을 축이는 정도만 마십니다.

③ 생활 속에서 운동하기

많은 분들이 건강 유지를 위한 운동의 필요성과 효능에 대해서 익히 잘 알고 계십니다. 그럼에도 운동을 하기 위해서는 돈과 시간이 들기 때문에 시작하기 어렵다고 생각하시는 분들 또한 적지 않습니다. 하지만 특별히 많은 시간을 할애하거나 비용을 지불해야만 운동을 할 수 있는 것은 아닙니다.

지금 당장 스마트폰을 켜서 유튜브 앱을 실행시켜 검색어로 '홈트레이닝'을 입력해 보세요. 집에서 할 수 있는 운동 영상들이 아주 많이 올라와 있는 것을 보실 수 있을 것입니다.

저녁 식사 후 소파에 앉아 디저트를 먹는 대신, 간단한 운동을 하면서 칼로리도 소모하고 체력도 단련한다면 건강 증진에 큰 도움이 될 수 있을 것입니다.

비단 유튜브 영상이 아니더라도 여러분이 좋아하는 운동을 하면서 20~30분 정도 몸을 움직이시면 됩니다. 그런데 여기서 가장 중요한 건, 이러한 운동을 습관화해서 저녁 먹고 나면 당연히 체조를 한다는 생각을 가지고 실천하는 것입니다.

다음으로 제가 추천하는 운동법은 '계단 오르기'입니다. 계단 오르기는 계단만 있으면 되기 때문에 간편하면서도 운동 효과는 매우 큽니다.

생활 속에서 엘리베이터를 타는 대신 계단을 걸어 올라가면 되는데 만약 목적지가 너무 고층이라서 계단만으로 올라가는 것이 버겁다고 생각되시면, 계단으로 올라갈 수 있는 만큼만 올라가고 나머지는 엘리베이터로 올라가는 방법도 있습니다.

제 경우에도, 평소에 운동할 시간이 많지 않기 때문에 10층 정도까지는 가급적 엘리베이터 대신 계단을 통해 올라가려고 노력합니다. 단, 내려올 때는 무릎관절에 무리가 가기 때문에 계단 대신 엘리베이터를 이용하는 편입니다.

계단을 오를 때는 무릎에 힘을 주어 오른다는 느낌보다는, 골반을 움직여 올라간다는 느낌으로 오르는 것이 훨씬 운동효과도 좋고 무릎에 무리도 덜 줍니다. 또한 평소에 길을 걸을 때도 골반을 이용하여 걸으면, 복부에 힘이 들어가고 허리도 펴지면서 훨씬 안정적인 자세로 걸을 수 있습니다.

요리를 하면서 물이 끓기를 기다리거나, 전자레인지에서 무언가를 데울 때, 가만히 있지 마시고 무릎을 가슴 쪽으로 끌어당기듯 번갈아 들어 올리는 동작을 하는 것도 좋은 운동이 됩니다. 버스나 지하철을 탈 때, 목적지보다 한두 정거장 전에 내려서 걸어가는 것도 아주 좋습니다.

이렇게 생활 속에서 할 수 있는 운동은 얼마든지 많이 있습니다. 그리고 이런 습관이 하나둘 쌓이다 보면 여러분의 체력 향상에도 분명히 도움이 될 것입니다.

3. 책임과 역할의 분배

① 리더 정하기

어떤 단체나 기관에서 재난이나 중대 사안이 발생했을 때 컨트롤타워가 필요하듯이, 가정 내에서도 중심을 잡고 일을 진행시킬 사람이 필요합니다. 보통은 이 역할을 집안의 최고 어르신이 하셔야 마땅하지만, 현재는 다름 아닌 그 어르신께 문제가 발생한 상황입니다. 이런 경우, 일반적으로 그 자녀들 중 가장 연장자가 가장 큰 책임을 지게 되는 경우가 많습니다.

그러나 무엇보다, 가족 구성원들의 동의하에 누가 리더대표 결정권자를 맡게 될지를 분명히 정하는 것이 매우 중요합니다. 그리고 만일에 발생할지 모르는 긴급한 상황에 누군가 한 명이 중대한 결정을 내려야 한다면, 그 리더가 결정을 내릴 수 있도록 권한을 위임해야 합니다.

그리고 그가 내린 결정에 대해서 이후 비난을 하거나 책임을 떠넘기지 않겠다는, 전 가족 구성원의 확실한 약속이 이루어져야 합니다.

제가 이런 말씀을 드리는 것은, 요양병원에 입원하여 치료를 받으시는 어르신들에게 갑자기 응급상황이 발생할 때가 자주 있는데, 그 상황에서 가족 중 한 분이 내린 판단에 대하여 후일에 다른 가족들이 이의를 제기하거나 심하면 심각한 분쟁 상황으로까지 이어지는 경우가 허다하기 때문입니다.

어르신의 투병 생활이 길어지다 보니 가족 구성원들 사이에서 사소한 갈등과 오해들이 쌓이다가 결국은 큰 집안싸움으로 번지게 되는 것이지요.

이 글을 읽는 여러분께는 절대로 이런 일이 일어나지 않기를 바라 마지않지만 그래도 혹시 사람의 일이라는 것이 한 치 앞을 알 수 없으니, 만약 어르신께서 편찮으시게 된다면 가족들과 잘 상의하셔서 책임과 역할을 최대한 공평하게 분배하시기를 권합니다.

그리고 가능하면 가족회의를 할 때 회의록을 작성하거나, 논의한 내용을 문서로 남겨서 후일에 있을 분쟁 상황에 미리 대비해 두시는 것도 어느 정도 도움이 될 수 있겠습니다.

한 걸음 더 나아가 가족회의를 마칠 때 모든 가족들 앞에서 회의록을 낭독한 후, 해당 내용을 확인했다는 서명을 각자에게 받아 둔다면 분쟁 방지에 조금 더 효과적일 것입니다.

여기에 제가 여러분께 하나 더 당부드리고 싶은 말씀이 있습니다. 만약 부모님을 보살피는 데에 있어서 여러분이 가족 중 가장 큰 책임과 부담을 지고 있는 리더가 아니라면, 또한 그 리더의 몫까지 책임을 떠안고 싶지 않으시다면, 아무리 그분의 행동과 조치가 불만족스럽다고 하더라도 그것을 밖으로 표출하지 마시기 바랍니다.

오히려 그 반대로, 종종 그 리더에게 전화나 문자로 안부를 묻고 수고한다는 인사와 감사의 말을 아끼지 않는 자세를 보여주는 것이 바람직하다고 생각합니다.

누구나 입으로는 얼마든지 효심이 지극한 것처럼 떠들 수 있지만, 막상 병드신 어르신을 가까이에서 모시고 보살핀다는 것은 결코 쉬운 일이 아니기 때문입니다.

영국에는 "Barking dogs don't bite"라는 속담이 있습니다. 직역하면 '짖기만 하고 물지 않은 개'라는 뜻으로, 한국어 표현의 "말로는 뭔들 못해?"라는 말과 비슷합니다.

말로는 부모님께 뭐든 해 드릴 수 있을 것 같지만 저는 장담합니다. 편찮으신 어르신을 보살피는 일은 결단코, 어떤 식으로든 폄하되어서는 안 될 막중하고 고된 임무입니다.

만약, 여러분이 그 리더의 역할을 맡게 되셨다면, 마치 조직의 매니저와 같이 가족 구성원들을 설득하고, 분쟁을 조율하고, 적절히 임무를 분배하고, 누군가를 배제하는 수고를 감당해야 합니다.

어르신에게 위급 상황이 발생했을 때 다른 가족들과 연락을 취하여 향후 조치를 결정해야 하며, 이때 혹시 다른 가족과의 소통이나 연락이 어려운 경우 단독으로 중대한 결정을 내려야 할 수도 있습니다.

물론 이렇게 무거운 책임을 맡는 것을 기뻐할 만한 사람은 드물 것입니다. 하지만 누군가는 해야 하는 일이므로 여러분은 가족들에게 앞으로 이런 일들에 대한 협조를 요청하게 될 것임을 미리 공지해 두고, 여기에 대한 서명 등을 통한 확약을 받아 두는 것이 좋습니다.

② 경제적 부담의 분배

자본주의 사회에서 돈을 빼고 이야기할 수 없듯이 노인질환을 겪고 있는 부모님을 모시는 데 있어서도 경제적인 문제를 짚고 넘어가지 않을 수 없습니다.

사실상 대부분의 어르신들이 노인질환을 겪게 될 나이가 되었을 때는 이미 퇴직을 하신 지 꽤 오래된 시점인 경우가 많지만, 그 연세가 되도록 아직 일하시는 어르신들도 계십니다.

그러나 노인질환이 시작되면 이전까지 하셨던 경제활동마저 완전히 중단될 가능성이 높습니다. 그리고 이 말은 곧 어르신의 생활 전반에 필요한 경제적 자원이 고갈될 수 있다는 의미로 해석될 수 있습니다.

노년에 경제적 여건이 그나마 여유로운 어르신들도 계시겠지만, 그렇지 못한 분들의 비중도 상당히 높습니다. 2023년도에 공개된 OECD 보고서에 따르면, 대한민국이 OECD 국가 중 노인 빈곤율이 가장 높으며, 66세 이상의 한국 노인 중 40%가 빈곤하고 76세 이상은 52%가 빈곤하다고 합니다.

가까운 나라 일본의 경우를 보면 66세 이상 노인 빈곤율이 20%밖에 되지 않으니, 우리나라의 노인 빈곤율이 상당히 높다고 할 수 있겠지요.

높은 노인 빈곤율은 비단 노인만의 문제가 아니라 사회 전체의 문제입니다. 빈곤한 노인을 부양하기 위해 청장년 세대들이 경제적 부담을 질 수밖에 없기 때문입니다.

그나마 현재 90대이신 어르신들은 자녀를 4명 이상 낳으신 경우가 많아서 자녀들의 부담도 어느 정도 분산될 수 있었습니다. 그러나 70~80대 어르신들은 슬하에 자녀가 2~3명 이내인 경우가 대부분이므로 한 자녀당 주어지는 경제적 부담도 크다고 할 수 있습니다.

더욱 심각한 것은, 세계 최저 출산율을 매년 경신하고 있는 우리나라의 미래입니다. 안타깝게도 현재의 40~50대가 노인이 될 시점에는 노인을 부양해 줄 사회적 시스템이 이미 붕괴되어 사라져 있을 가능성이 높습니다. 따라서 현재 40~50대에 속하신 분들은 어느 세대보다 자신들의 노후 대비를 위한 계획을 철저히 세워서 실행해야 합니다.

하지만 아래로는 자녀들의 양육비와 교육비 부담으로, 위로는 부모님의 보살핌을 위한 경제적 부담으로 인하여 정작 본인을 위한 노후 대비는 거의 하기 어려운 것이 안타까운 현실입니다. 그러므로 향후 부모님을 보살피는 문제에 있어서도 현실적이고 구체적인 자금 계획이 필요합니다.

가장 이상적인 그림은, 전 가족 구성원이 모든 경제적 부담을 공평하게 나누는 것이겠지요. 하지만 집집마다 사정이 다르고 여건도 다르기 때문에 공평하게 비용을 분배하는 것이 말처럼 쉽지는 않습니다.

특히 어르신이 가정에서 돌봄을 받으시는 경우에는 비용 산정 기준이 명확하지 않으므로, 결국 누군가는 더 무거운 부담을 떠안게 될 수 있습니다.

따라서 어르신의 노인질환 발병 여부가 확인된다면, 가장 빠른 시일 내에 가족 전 구성원이 모여 향후 다가올 일에 어떻게 대비를 해야 할지, 그리고 각 가족 구성원들이 경제적인 부담을 어떤 방식과 비중으로 나누어야 할지에 대하여 신중하고 구체적으로 의논해야 합니다.

③ 성년 후견인 신청 고려하기

안타깝지만, 노인질환이 발병하신 어르신 중의 다수가 더 이상 예전과 같이 현명한 판단력으로 직무에 필요한 합리적 결정이나, 중대 사업에 필요한 권한 행사를 하시기 어려워집니다.

따라서 전문가로부터 현재 어르신의 인지능력과 건강 상태에 대한 정확한 진단을 받은 후에 문제가 발생했음이 밝혀진다면, 상태의 경중에 따라 어르신이 예전처럼 중대한 권한을 행사하시는 것에 제한을 두는 조치를 취해야 할 필요가 생길 수도 있습니다.

물론 이러한 과정이 자칫 불효로 여겨지거나 사리사욕을 위해 부모의 권한을 강제로 빼앗으려는 행동으로 비춰질 수도 있습니다. 하지만 제가 지금까지 10년이 넘게 요양병원에 근무하면서, 인지능력이 퇴행되고 판단력이 흐려진 어르신들이 얼마나 큰 과오를 범하실 수 있는지 보아왔기에 조심스럽지만 여기에 대해 조언을 해 드려야 할 것 같습니다.

제가 본 사례를 몇 가지 말씀드리면, 사업체를 운영 중이시던 한 어르신은 불합리한 계약조건을 인지하지 못한 채 중요한 계약을 체결하신 결과 사업체가 부도를 맞았고, 또 다른 어르신은 빚보증을 잘못 서시는 바람에 자녀들에게까지 막대한 빚을 떠안기셨습니다.

거액의 부동산을 소유하고 계셨던 한 어르신은 말도 안 되는 헐값에 부동산을 매매하셔서 집안 전체에 막대한 손해를 입히기도 하셨습니다. 한 어르신은 은행 직원에게 예금통장의 비밀번호를 모두 알려 주고 도장까지 맡겨서 그 직원이 어르신의 현금 자산을 모두 빼돌린 일도 있었습니다.

더욱 심각한 사례를 들면, 어떤 어르신은 치매 증상 중 하나인 피해망상과 폭력적 성향의 과잉 표출로 인하여 자녀에게 해를 가해 목숨이 위험할 정도의 큰 부상을 입히신 적도 있습니다. 그리고 이보다 더 심각하고 끔찍한 사례도 상당수에 이릅니다.

물론 어르신께서 평생 가지고 계셨던 권한과 자산을 마음대로 행사하시지 못하도록 제한하는 일은 쉽지 않을 것입니다.

그렇지만 여러분의 효심과는 별개로 부모님의 재산과 가족들의 안전을 지켜내기 위하여 이성적인 판단이 필요한 상황이 되었다는 것을 인정하신다면, 이에 상응하는 합리적인 조치가 뒤따라야 합니다.

그리고 이것은 외부적인 위험 요소뿐 아니라 내부적인 위험 요소를 예방하는 데에도 도움이 됩니다. 여기에서 내부적인 위험 요소란, 외부인이 아닌 가족 구성원 중 특정인이 인지능력이 저하된 어르신의 재산을 편취하거나 임의대로 처분하여 유용할 가능성을 의미합니다.

따라서 이러한 내외부적 위험 요소를 차단하여 어르신의 재산에 피해가 가지 않도록, 어르신과 가족 구성원들이 함께 신중한 논의와 협의를 거친 후에 법과 제도를 활용하여 안전장치를 마련하는 것이 바람직합니다.

우리나라에는 '성년후견제도'라는 것이 있습니다. 성년후견제도란 기존의 금치산, 한정치산제도를 폐지하고 새롭게 도입된 제도입니다. 금치산, 한정치산제도는 '어르신의 의사와 잔존능력'을 고려하지 않고, 재산관리 행위를 제한하는 데 중점을 둔 제도였습니다.

그러나 성년후견제도는 어르신의 의사와 잔존능력을 존중하는 것을 기본이념으로 하고 있으며, 재산 관련 분야는 물론 치료, 요양 등 신상에 관한 분야에 있어서도 폭넓은 후견 범위를 개별적으로 정할 수 있습니다.

대한민국법원 전자민원센터scourt.go.kr에서 제공하는 정보에 따르면, 성년후견제도의 후견은 '법정후견'과 '임의후견'으로 나눌 수 있고, 법정후견에는 성년후견, 한정후견, 특정후견이 있으며, 상세 내용은 아래의 [표1]과 같습니다.

[표1] **성년후견제도의 종류**

내용	성년후견	한정후견	특정후견	임의후견
개시사유	정신적 제약으로 사무처리능력의 지속적 결여	정신적 제약으로 사무처리능력의 부족	정신적 제약으로 일시적 후원 또는 특정사무 후원의 필요	정신적 제약으로 사무처리능력의 부족
후견개시 청구권자	본인, 배우자, 4촌 이내의 친족, 미성년후견인, 미성년후견감독인, 한정후견인, 한정후견감독인, 특정후견인, 특정후견감독인, 검사 또는 지방자치단체의 장	본인, 배우자, 4촌 이내의 친족, 미성년후견인, 미성년후견감독인, 성년후견인, 성년후견감독인, 특정후견인, 특정후견감독인, 검사 또는 지방자치단체의 장	본인, 배우자, 4촌 이내의 친족, 미성년후견인, 미성년후견감독인, 검사 또는 지방자치단체의 장	본인, 배우자, 4촌 이내의 친족, 임의후견인, 검사 또는 지방자치단체의 장 (※임의후견 개시 요건인 임의후견감독인 선임 청구권자)
본인의 행위능력	원칙적 행위능력 상실자	원칙적 행위능력자	행위능력자	행위능력자
후견인의 권한	원칙적으로 포괄적인 대리권, 취소권	법원이 정한 범위 내에서 대리권, 동의권, 취소권	법원이 정한 범위 내에서 대리권	각 계약에서 정한 바에 따름

출처: 대한민국법원 전자민원센터 누리집

다음으로, 성년후견 청구에 관한 방법과 절차를 안내해 드리겠습니다. 이하 내용은 모두 대한민국법원 전자민원센터에서 인용한 것으로, 대한민국법원 전자민원센터 누리집 scourt.go.kr 을 방문하셔서 '절차안내 > 가사 > 성년후견제도'의 순서대로 클릭하시면, 상세 내용, 절차, 필요서류 등을 확인하실 수 있습니다.

1) 성년후견 청구 방법

- 관할법원

후견에 관한 사건은 피후견인 후견을 받는 사람 주소지의 가정법원 및 가정법원 지원이 관할합니다. 가정법원이 설치되지 아니한 지역에서는 해당 지역의 지방법원 및 지방법원 지원이 관할합니다.

- 비용

가사비송사건 청구를 위한 일반적인 비용(인지대, 송달료 등)과 감정비용 등이 들게 될 것입니다. 법원은 절차에 드는 비용을 지출할 자금능력이 없거나 그 비용을 지출하면 생활에 현저한 지장이 있는 사람에 대해서 그 사람의 신청에 따라 또는 직권으로, 절차에 드는 비용 중 일부를 지원할 수 있습니다 절차구조, 가사소송법 제37조의2.

2) 재판 진행

- 성년후견, 한정후견의 개시 여부를 판단하기 위해서 법원은 본인의 정신상태에 관하여 의사의 감정을 받도록 하는 것을 원칙으로 합니다.
- 특정후견, 임의후견의 경우에는 감정 대신 의사나 그 밖에 전문지식이 있는 사람의 의견을 듣는 것을 원칙으로 합니다.
- 또한 법원은 본인의 상태를 확인하고 의사를 존중하기 위하여 당사자 본인을 심문하여 그 진술을 듣는 것을 원칙으로 합니다.
- 이와 같은 절차를 거쳐 법원은 본인이 잔존능력을 최대한 활용할 수 있도록 후견 개시, 후견인 선임, 법정대리권의 범위 결정 등의 심판을 하게 됩니다. 그 외에도 후견인 변경, 후견 종료 등 다양한 심판사항이 법에 규정되어 있습니다.

3) 후견인

- 법원은 우선 본인의 의사를 존중하되, 본인의 건강, 생활관계, 재산상황 등 여러 사정을 고려하여 적합한 자를 후견인으로 선임하게 되는데, 가족·친척·친구 등은 물론 변호사·법무사·세무사·사회복지사 등의 전문가도 후견인으로 선임될 수 있고, 여러 명이 선임될 수도 있습니다.

- 후견인의 역할

i) 후견인은 선량한 관리자의 주의로써 피후견인의 복리를 위해 후견사무를 처리하여야 하고, 피후견인의 의사를 존중하여야 합니다.

ii) 후견의 종류와 심판 내용에 따라 후견인의 구체적인 권한 및 사무가 다른데, 후견인의 주요 사무를 살펴보면 다음과 같습니다.

iii) 재산관리: 후견인은 피후견인의 재산을 관리하고 법률행위의 대리권·동의권 등을 행사할 수 있는데, 이는 후견의 종류에 따라 법원의 심판에서 구체적으로 정해집니다.

iv) 신상보호: 의료, 개호, 재활, 교육, 주거의 확보 등 신상에 관한 사항에 관하여는 피후견인이 단독으로 결정하는 것이 원칙이나, 피후견인이 스스로 결정하기 어려운 경우라면 후견인이 법원으로부터 권한을 부여받아 신상에 관한 결정을 할 수도 있습니다.

- 후견인의 보수

후견인에 대한 보수는 피후견인의 재산에서 지급하도록 규정되어 있습니다 민법 제955조. 다만 친족후견인처럼 보수를 지급받을 의사가 없는 경우에는 보수 지급에 대한 부담이 없게 됩니다.

- 후견인에 대한 감독

후견감독인이 선임된 경우, 후견감독인은 언제든지 후견인에게 그의 임무수행에 관한 보고와 재산목록의 제출을 요구할 수 있고 피후견인의 재산상황을 조사할 수 있는데 후견인의 임무수행에 문제가 있다고 판단한다면, 법원에 후견인 변경을 청구할 수도 있습니다. 법원은 직권으로 또는 청구권자의 청구에 의하여 피후견인의 재산상황을 조사하고, 후견인에게 재산관리 등 후견임무 수행에 관하여 필요한 처분을 명할 수 있습니다. 후견인은 법원의 후견사무 감독에 응하여야 하고, 이에 불응하거나 후견사무를 불성실하게 수행한 경우 법원은 직권으로 후견인을 변경할 수도 있습니다.

4) 후견등기제도

- 후견등기제도는 성년후견, 한정후견, 특정후견 및 임의후견에 관한 사항을 등기의 방법으로 공시하는 제도입니다. 각 후견등기사항에 관하여 등기사항증명서를 발급하고, 등기사항이 없으면 등기사항부존재증명서를 발급합니다.
- 후견인 등이 피후견인을 대리하여 재산의 매매계약이나 간

호서비스 제공계약을 체결할 경우 거래 상대방에게 자신의 대리권을 증명하기 위하여 등기사항증명서를 제시할 수 있습니다.

- 또한 거래 시점 현재 성년후견, 한정후견, 특정후견, 임의후견 등을 받고 있지 않다는 사실을 증명하기 위하여 등기사항부존재증명서를 제시할 수 있습니다.

- 등기사항부존재증명서는 현재 효력이 있는 성년후견, 한정후견, 특정후견, 임의후견, 사전처분에 관한 후견등기사항이 부존재함을 나타내는 증명서입니다.

- 피후견인, 배우자 및 4촌 이내의 친족과 후견인, 후견감독인 및 각 직에서 퇴임한 자, 그 밖에 법령상 규정된 사람이 발급받을 수 있습니다.

- 자신이 거래 상대방이라는 사유만으로는 발급받을 수 없습니다.

4. 부모님에 대한 기본 정보

여러분께서는 부모님에 대해서 얼마나 알고 계신가요? 여러분이 부모님에 대해 잘 아신다고 생각할 수도 있지만, 정작 부모님에 대해서 아주 기본적인 정보도 정확하게 알지 못하고 계실 수도 있습니다. 그러나 어르신께서 노인질환으로 진단을 받으셨다면 어르신의 기본정보를 파악하는 것은 앞으로 일어날 모든 일의 시작이 될 만큼 무척이나 중요한 임무입니다.

이 임무를 수행하기 위하여 가장 먼저 공책 한 권과 A4 용지 크기의 파일을 준비하세요. 공책은 모든 공책이 다 가능하지만, 스프링으로 제본되어 안의 내용물을 넣고 뺄 수 있는 공책을 구할 수 있다면 더욱 편리하게 사용할 수 있습니다.

공책과 파일이 준비되었다면 지금부터 부모님께 필요한 여러 다양한 정보들을 수집하여 이 공책에 기록하고, 필요할 경우 출력해서 파일에 분류하여 보관하세요. 앞으로 이 기록들은 여러분과 부모님이 함께하는 여정에서 매우 중요한 역할을 하게 될 것입니다.

여러분께서 어르신에 대해 수집해야 할 기본 정보를 표로 나타내면 아래 [표2]와 같습니다. 이러한 정보들을 기록해 두면, 추후 어르신의 질환이 진행됨에 따라 신체 조건, 성격, 옷이나 신발의 크기 등이 어떻게 변화하는지 확인할 수 있으므로 매우 편리합니다.

[표2] 기본 정보 기록 작성 사례

번호	항목	내용	비고
1	작성자, 작성일자	김영미, 2024년 1월 15일	
2	성함	김갑식	
3	주소	서울특별시 마포구 ooo oo아파트 101동 101호	반드시 주민등록등본상 주소와 일치여부 확인 후 정확히 기재: 사망신고 시 필요
4	실거주지 주소	경기도 고양시 ooo oo아파트 202동 202호	등본상 주소와 다를 시 기재
5	생년월일 (연령)	1945년 1월 1일 (만 79세) 450101-1xxxxxx	
6	키, 체중	165cm	
7	체중	69kg	
8	허리둘레	96cm	
9	교정시력 (원시, 근시)	좌: 0.8 우: 0.8 (근시, 노안)	
10	안경도수 (일반용, 돋보기)	안경 도수표 별첨	자주 가시는 안경점 정보도 알아둘 것
11	왼손·오른손잡이	왼손잡이	
12	알레르기 음식	계피, 녹두, 익히지 않은 갑각류(게장, 새우장 등)	
13	기타 알레르기 특이사항	금속 알레르기(금 제외), 접착제 알레르기, 파스 알레르기	
14	신발치수 (구두, 운동화, 슬리퍼 각각)	구두: 260mm, 운동화: 265mm, 슬리퍼: 260mm	
15	속옷 (선호 브랜드 및 종류, 종류별 치수)	BYO, 반팔 러닝셔츠 105, 사각 팬티 105, 동절기 내의 105	
16	상의 치수 (선호 브랜드 및 종류, 종류별 치수)	셔츠, 티셔츠 105	

17	하의 치수 (선호 브랜드 및 종류, 종류별 치수)	38인치	
18	겉옷 치수 (선호 브랜드 및 종류, 종류별 치수)	재킷, 코트, 패딩점퍼 105	
19	싫어하는 의복 소재	털이 있는 소재, 까슬까슬한 소재, 신축성 없는 소재	
20	싫어하는 의복 스타일	터틀넥(목티), 니트(까슬까슬한)	
21	즐겨 착용하는 장신구	손목시계(가죽 스트랩)	
22	통증에 대한 민감도	통증이 있어도 표현을 잘 하지 않음	
23	더위·추위에 대한 민감도	더위를 많이 탐	
24	성격의 특징	자신의 의사 표현을 잘 하지 않음. 체면을 중요하게 여김. 감수성이 풍부함. 좋지 않은 일이 있으면 오랜 기간 동안 곱씹으며 우울해함	
25	기타 특이사항		

1) 작성자, 작성일자

기본 정보 기록을 작성할 때는 가장 먼저 작성자와 작성일자를 기록합니다. 작성자를 기록하는 것은 다른 이가 정보를 보고 질문이 있을 경우, 작성한 당사자에게 연락할 수 있도록 하기 위함입니다.

작성일자로부터 3개월 단위로 최신 정보를 반영하여 새로운 수정본을 작성한 후 파일에 누적하여 보관해야 합니다. 그러나

3개월 이내라도 변경 사항이 발생하면 이를 반영하여 수정본을 만들어야 합니다.

3) 주소

어르신의 주소를 기입할 때는 주민등록등본상의 주소를 기재하되, 향후 사망신고를 할 때 반드시 필요한 정보이므로 정확하게 확인하여 기재합니다.

4) 실거주지 주소

등본상의 주소와 실거주지의 주소가 다를 때는 두 주소를 분리하여 기록합니다.

5) 생년월일 (연령)

생년월일은 주민등록상의 생년월일을 기록하고, 이때 주민등록번호를 함께 기록해 두면 좋습니다.

6~8) 키, 체중, 허리둘레

키, 체중, 허리둘레는 가장 기본적인 신체 정보이며, 그중에서도 체중과 허리둘레는 노인질환이 진행됨에 따른 어르신의 신체 변화를 관찰하기 위한 지표가 됩니다.

그러므로 어르신의 식사량이나 운동량에 변화가 있거나 크게 앓고 회복되신 후, 그 밖에 필요할 때마다 수시로 체중과 허리둘레를 다시 측정하여 측정한 날짜와 함께 기록해 둡니다.

만약 이전 기록과 비교하여 체중과 허리둘레의 증가나 감소폭이 크다면 건강 이상을 의심할 수 있으므로 전문의에게 도움을 받아 적절한 조치를 취하도록 합니다.

9~10) 교정시력, 안경도수

안경은 중요한 시력 보조기구이므로 평소에 착용하시는 안경의 도수와 자주 방문하시는 안경점 정보를 기록해 두면, 필요에 따라 안경을 수리 또는 구매할 때 편리합니다.

11) 왼손·오른손잡이

왼손·오른손잡이 여부를 기록하는 데에는 두 가지 이유가 있습니다. 첫 번째는 주로 사용하는 손과 팔이 어느 쪽인지 알아두면 어르신의 식사나 활동을 보조할 때 식사 도구나 작업 도구를 반대편 손에 쥐여 드리는 실수를 방지할 수 있습니다.

두 번째는 손과 팔의 힘으로 어르신에게 발생한 질환이나 상태의 경중을 가늠할 때 오판하는 것을 막을 수 있습니다.

예를 들어, 치매로 말씀을 잘 못하시는 왼손잡이 어르신이 왼팔을 다치셨습니다. 주로 사용하시는 왼손을 사용하지 못하게 된 것이지요. 따라서 오른손으로 식사를 하실 수밖에 없는데 오른손을 사용할 때 익숙하지 않으셔서 숟가락이나 젓가락을 자꾸 떨어뜨리십니다.

그런데 이때 만약 어르신이 왼손잡이라는 사실을 모르는 이가 이 광경을 지켜본다면, 어르신이 수저를 제대로 사용하지 못할 정도로 손의 힘이 약해졌다고 판단하고 뇌졸중이나 중증 기능장애가 발생한 것으로 의심할 수도 있는 것이지요.

따라서 기본 정보 기록에 왼손잡이신지 오른손잡이인지를 표기해 두면 이러한 오해와 실수를 줄일 수 있을 것입니다.

12) 알레르기 음식

알레르기 정보는 대단히 중요합니다. 알레르기 정도가 심한 경우 자칫 생명이 위험해질 수도 있으므로 알레르기 유발 요인이나 음식 등의 정보는 빠짐없이 꼼꼼하게 기록해 두어야 합니다.

식단을 구성할 때 알레르기 유발 재료가 들어간 음식을 엄격히 제한하고, 어르신의 돌봄과 관련된 모든 이들에게 알려서 알레르기 음식 관련 사고를 철저히 예방합니다.

13) 기타 알레르기 특이사항

음식과 관련되지 않은 기타 알레르기와 관련된 특이사항을 자세히 기록해 두면, 어르신에게 불필요한 문제 상황이 발생하는 것을 방지할 수 있습니다.

예를 들어, 금속 알레르기가 있거나, 특정 종류의 섬유 제품에 알레르기 반응을 보인다면 알레르기를 유발하는 인자에 대한 정보를 상세히 기록하고, 해당 종류로 만든 장신구나 의복 등의 착용을 피하시도록 해야 합니다.

14~21) 의복 치수, 소재, 스타일 등

질환이 진행됨에 따라 체중이나 허리둘레가 크게 증가하거나 감소할 경우, 속옷과 겉옷의 치수도 달라질 수 있습니다. 그러므로 이러한 치수의 변화도 기록해 두고, 어르신이 착용하셨을 때 불편하거나 흘러내리지 않도록 적절한 치수의 의복으로 재구매해야 합니다.

이때 어르신께서 선호하시는 브랜드나 옷의 종류, 그리고 싫어하시는 의복 소재나 스타일을 미리 기록해 두면 의복 구입 시 도움이 됩니다.

신발도 마찬가지입니다. 어르신의 증상에 따라 발에 부종이 생겨 기존의 신발이 작아질 수도 있고, 반대로 발에 살이 빠져서 더 작은 치수의 신발로 교체해야 할 수도 있습니다.

끈이 있는 신발의 경우, 끈이 풀리면 어르신 스스로 다시 묶기도 힘드시고 끈에 걸려 넘어지실 가능성도 있으므로, 다이얼로 끈 조절이 가능한 신발이나 슬립온 형태의 신발로 교체하는 것이 좋습니다.

가장 중요한 것은 보행의 안정성을 보장해 주는 신발 디자인입니다. 굽이 높거나 발을 디딜 때 발목이 꺾일 수 있는 디자인의 신발은 피해야 합니다. 또한 물기가 있거나 미끄러운 노면에서 어르신이 미끄러져 넘어지시는 것을 막기 위해서는, 신발 밑창에 미끄럼 방지 가공이 되어 있어야 합니다.

22~23) 통증, 더위·추위에 대한 민감도

평소 어르신이 통증, 추위, 더위를 느끼실 때 자주 말씀을 안 하시는 편이라면, 어르신의 상태가 어떤지 확인할 때 어르신의 표현에만 의존하지 말고, 손발의 온도 변화, 땀이 나는 정도, 표정의 변화를 통해 확인하는 등의 다른 방법을 사용해야 합니다.

24) 성격의 특징

노인질환이 진행되면서 성격에도 변화가 생길 수 있으므로, 성격의 변화를 통해서도 병증의 진행 상황을 가늠할 수 있습니다. 따라서 본래 어르신의 성격이 어떠하셨는지 특징을 기록해두고 이후 성격이 어떻게 변하는지 관찰하면서 추이를 기록합니다.

25) 기타 특이사항

그 밖에 이 책에 언급되지 않은 사항이라도 경우에 따라 필요하다고 생각되시면 얼마든지 새로운 항목을 추가하여 기록할 수 있습니다.

이렇게 기본 정보 기록을 작성하였다면 다음은 의료 정보를 작성할 차례입니다.

일반적으로 고령의 어르신들에게는 크고 작은 기저질환이 있기 마련입니다. 그렇기에 이를 관리하기 위해 주기적으로 병원을 방문하여 적절한 약물을 처방받아 규칙적으로 복용해야 합니다.

의료 정보 기록은 어르신에게 기저질환이 있으신지, 있다면 어떤 질환으로 어떤 약물을 복용 중이신지, 그리고 어느 병원에서 주기적으로 진료를 받으시는지 알기 위해 반드시 필요한 기록입니다.

기저질환에 대한 정보는 이후에 어르신의 인지능력이 저하되시더라도 질병 관리에 빈틈이 생기지 않도록 치료를 지속하는 데 있어서 필수적이므로, 최대한 상세하고 정확하게 작성하도록 합니다. 단, 각 정보에 변경 사항이 생길 때마다 이를 즉각적으로 반영하여 새로운 수정본을 작성한 후 파일에 누적해서 보관합니다.

평소 진료를 받던 병원을 바꾸거나 이후 증세가 악화되어 요양원이나 요양병원에 입소해야 하는 상황이 될 때, 질병 정보 기록을 지참하여 해당 기관에 전달하면 큰 도움이 됩니다.

특히 항생제나 진통제 등을 투약하고 나서 알레르기 반응을 보이신 경우 반드시 해당 약물의 종류와 이름을 기록하고, 병원 진료 시 담당 의료진에게 알려야 합니다.

그리고 접착제나 파스 알레르기가 있는 경우에도 병원에서 사용하는 도구나 물품을 통해 문제가 생길 수 있으므로, 이를 기록하고 병원을 방문할 때도 알려야 합니다.

아래의 [표3]은 질병 정보 기록의 작성 사례입니다.

[표3] 의료 정보 기록 작성 사례

항목	내용	비고
작성자, 작성일자	김수호, 2024년 1월 15일	
성함	이순녀	

기저질환	당뇨, 고혈압, 고지혈증, 천식, 파킨슨병, 좌측 다리 관절염, 척추전방전위증	
병원 1	파킨슨: OO대학병원, 뇌신경과, 김oo 과장	
병원 2	당뇨, 고혈압, 고지혈증, 천식: OO의원 최oo 원장	
병원 3	척추전방전위증: OO대학병원 신경외과 유oo 과장	
병원 4	무릎 관절염: OO대학병원 정형외과 이oo 과장	
병원 5	소화불량, 감기 등: OO내과의원 박oo 원장	
알레르기 유발 약물	피린 계열 진통제 - 게보O, 사리O 등 (쇼크 유발)	
복용약물 1	당뇨 약 (포시가정 10mg, 리조텍 플렉스터치(인슐린 주사제))	포시가정은 아침 식후 1회 경구 투여, 리조텍은 아침, 저녁 식전 혈당 측정 후 그에 따라 용량 조절 투여 ※투약 기록지 참조
복용약물 2	고혈압 약 (트윈스타정 80, 암로스타정 5mg)	아침 식후 1회
복용약물 3	고지혈증 약 (프라바페닉스)	아침 식후 1회
복용약물 4	파킨슨병 약 (명도파정100 25mg)	하루 세 번 식후
복용약물 5	기관지천식 약 (유증상 시)	하루 세 번 식후
복용약물 6	천식용 흡입기	유증상 시
복용약물 7	변비약 (마그밀정)	
복용약물 8	정신부활약 (글리틴 캡슐)	
복용약물 9	골감소증 약 (이름 모름)	

복용약물 10	혈액순환개선제 (타나민정 80mg)	
수술 이력 1	자궁, 난소 절제술 2000년	OO대학병원 산부인과
수술 이력 2	허리니스크 시술 2010년	OO대학병원 신경외과
수술 이력 3	우측 다리 인공관절 치환술 2022년 8월	OO대학병원 정형외과

5. 주거환경의 변화

사람은 누구나 나이가 들면서 인지능력과 신체능력이 서서히 퇴행하게 됩니다. 그런데 노인질환이 시작된 어르신들의 인지능력과 신체능력의 퇴행은 건강한 어르신보다 훨씬 더 빠르고 뚜렷하게 진행됩니다.

따라서 노인질환의 초기 단계에서, 어르신의 인지능력과 신체능력이 아직 크게 퇴행되지 않았을 때, 주거환경을 바꾸어야 추후 일어날 여러 문제들에 미리 대비할 수 있습니다.

특히 치매나 파킨슨병 같은 질환을 앓고 계신 어르신들은 병이 진행되면서 기억력이 크게 떨어지시는 경우가 많은데, 이때 현재의 상황보다 과거의 기억에 더 집착하시는 경향을 보입니다.

그래서 인지능력이 크게 손상된 후에 주거환경이 바뀌면, 새로운 환경에 적응을 하지 못하시거나 낯선 환경에 불안을 느끼시게 됩니다. 심각한 경우, 사시는 곳이 자신의 집이 아니라고 부인하며 계속 예전의 환경으로 돌아가려는 모습을 보이실 수도 있습니다.

물론 현재 거주하고 계시는 지역과 거처가 어르신에게는 가장 친숙하고 안정감을 느낄 수 있는 환경일 것입니다. 그러나 어르신의 안전과 돌봄의 편리성을 위해서 변화가 필요한 부분이 생길 수밖에 없습니다.

그렇다면 어르신의 인지능력과 신체능력의 퇴행을 대비하기 위해서 주거환경을 어떻게 바꾸는 것이 바람직할지 함께 살펴보시겠습니다.

① 독립 거주와 합가 여부

요즘은 대부분의 자녀들이 부모님과 따로 떨어져서 살고, 경우에 따라서는 서로 전혀 다른 지역에 거주하기도 합니다. 어르신께서 건강하실 때에는 이러한 주거 형태를 유지하는 것이 가능하겠으나, 어르신이 편찮으신 상황에는 분명히 변화가 필요합니다.

어르신의 병중이 가정에서 모시기 힘들 정도로 이미 많이 진행되었거나, 가족들이 모실 수 있는 여건이 전혀 안 된다면 요양원이나 요양병원으로 모시는 방법을 고려해야 할 것입니다.

하지만 어르신의 상태가 상대적으로 경중에 해당하고 배우자와 함께 사시거나, 근거리에 살면서 어르신을 보살필 수 있는 가족이 있다면, 가급적 사시던 집에서 계속 거주하시면서 독립적인 생활을 하실 수 있도록 배려해 드리는 것이 좋습니다.

특히 치매가 있는 어르신들은, 예전부터 가지고 계셨던 물건들을 보며 안정감을 느끼시거나 손때 묻은 집 안 곳곳을 통해 과거를 추억하는 것을 낙으로 삼는 경향을 보이십니다. 따라서 집이 바뀌었을 때 낯선 환경으로 인해 충격을 받으실 수도 있고, 정서적으로 불안정해지실 수도 있는 것입니다.

반면에 어르신이 동거인 없이 홀로 지내시거나 가족들이 원거리에 거주한다면, 어르신의 거처를 다른 가족 가까이로 옮기거나 아예 합가를 고려해야 할 수도 있습니다. 만약 부득이하게 거주지를 옮겨야 한다면, 가급적 어르신의 증상이 초기 단계일 때 완료하는 것이 좋습니다.

다행히 어르신께서 기존에 거주하시던 곳에서 독립적으로 사실 수 있는 여건이 된다면, 거처를 옮기는 대신 주거환경을 개선하는 작업을 하는 것이 경제적이고 합리적인 선택이 될 것입니다.

② 거주지 위치와 건물 형태

노인질환을 겪고 계신 어르신에게는 여러 가지 응급상황이 발생할 가능성이 높습니다. 따라서 어르신의 거주지가 응급실을 갖춘 병원에서 멀지 않은 곳에 위치한다면 가장 이상적일 것입니다. 아울러 응급 차량이 집 바로 앞에 진입할 수 있는 위치인지의 여부도 중요합니다.

혹시 TV 드라마 〈나의 아저씨〉를 기억하시나요? 드라마에서 주인공 지안이 사는 곳은 계단을 많이 올라가야 하는 산동네의 좁은 골목들 사이에 위치하고 있었는데요. 거동이 불편한 할머니를 모시고 이동하는 것이 불편했던 지안이 궁여지책으로 마트에서 사용하는 카트 안에 어르신을 태워서 몹시 힘들게 이동하던 장면이 기억에 남습니다.

그런데 실제로 이런 지역에 거주하시는 어르신에게 응급상황이 발생하면 구급차가 진입하는 것이 불가능하기 때문에 구급대원들이 계단과 비탈길을 올라 어르신을 업고 내려오거나 들것에 실어서 이동하게 됩니다.

이 과정에서 긴급 치료에 필요한 소중한 시간들이 지체되어 어르신의 생명이 위독해지거나 중대한 장애로 이어지기도 하고, 구급대원들이 부상을 입기도 합니다.

집이 구급차가 진입할 수 있는 위치에 있지만, 엘리베이터

없이 계단만 있는 건물도 있습니다. 이런 형태의 건물에서는 어르신이 힘겹게 계단을 오르내리다 낙상사고를 당하실 수도 있고, 계단 사용이 불가능하다면 혼자 힘으로 바깥출입을 하지 못하게 되실 수도 있습니다.

또한 응급상황이 발생하거나 병원에 가야 하는 상황이 생기더라도 누군가 어르신을 업고 계단을 오르내려야 하기 때문에 여전히 사고나 부상의 위험이 존재합니다.

따라서 거동이 불편하신 어르신이 거주하실 집은, 멀지 않은 곳에 응급실을 갖춘 병원이 있고, 구급차량이 집 앞까지 접근할 수 있으며, 이동 시 엘리베이터를 사용할 수 있는 위치와 건물 형태를 갖춘다면 가장 바람직하다고 할 수 있겠습니다.

③ 집 내부의 변경

어르신이 거주하실 곳이 정해졌다면, 편찮으신 어르신의 상태를 고려하여 집 내부의 시설을 변경하거나 재배치해야 합니다. 집 내부의 변경은 구조적 변경과 비구조적 변경으로 나눌 수 있습니다.

1) 구조적 변경

현관 출입구와 방문을 넓히거나, 화장실의 욕조를 철거하고 내부공간을 확보하는 작업은 물론 벽이나 계단을 없애거나, 공간을 확장하는 것 또한 구조적 변경에 해당합니다.

출입구나 방문의 가장 이상적인 넓이는 의료용 침대가 통과할 수 있는 넓이입니다. 이렇게 하는 것이 여의치 않더라도, 휠체어가 무난하게 드나들 수 있을 정도의 넓이는 확보되어야 합니다. 문의 형태는 일반적인 여닫이문에 비해 슬라이딩 도어가 공간 활용에 더 유리합니다.

문턱이 튀어나와 있으면 어르신이 걸려 넘어지실 수도 있고 휠체어를 이용하기에도 불편하므로 문턱 제거 작업은 필수입니다.

문을 확장하거나 문틀 전체를 고치지 않고 문턱만 간단하게 제거하는 작업도 가능합니다. 이렇게 하면 기존의 문턱 높이만큼 바닥과 문 사이에 약간의 빈 공간이 생길 수 있으나 큰 문제가 되지는 않습니다.

거동이 불편한 어르신이 사용하실 화장실은 넓으면 넓을수록 좋습니다. 휠체어를 타고 드나들거나 씻는 것을 도와드릴 분이 함께 들어가서 활동할 때, 충분한 공간이 필요하기 때문이지요.

하지만 화장실의 면적 자체를 넓히는 것은 거의 불가능하므로, 화장실의 내부 공간을 최대한 확보하기 위하여 구조를 변경하는 방법을 선택할 수 있습니다.

예를 들면, 욕조를 철거하거나 샤워부스 같은 칸막이를 제거할 수도 있습니다. 만약 세탁기가 욕실에 있다면, 세탁기를 다른 곳으로 이동하여 그만큼의 공간을 확보합니다.

집 안에 불필요한 벽이 있고 이를 허물 수 있다면, 집 안 내부 공간을 넓히기 위해 벽을 철거할 수도 있습니다. 치매 어르신의 경우 집 안에 분리된 공간이 많으면 길을 잃으실 수도 있고, 각 공간 안에 무엇이 있는지 잊어버리실 수도 있습니다.

예를 들면, 다른 방에 물건을 가지러 가셨는데 그 방의 문이 닫혀 있어서 그 곳에 무엇이 있는지 눈에 보이지 않으면, 최초에 그 방으로 향했던 목적을 잊어버리고 자신이 왜 거기에 있는지 영문을 모르게 되시는 것이지요.

그런데 만약 공간이 트여 있다면, 출발할 때부터 찾고자 하는 물건을 보면서 곧장 목적지로 향하기 때문에 길을 잃거나 거기에 가게 된 목적을 잊어버리는 일도 줄어들 수 있습니다.

집 전체 공간을 개방적으로 바꾸는 것이 현실적으로 어렵다면, 여닫이문으로 된 방문을 슬라이딩 도어로 교체한 후 상시 문을 열어 두는 것만으로도 공간 전체의 개방감을 한층 더 높일 수 있습니다.

문을 교체할 때는 문의 색깔을 벽지의 색깔과 뚜렷이 구분되는 색으로 선택하는 것이 중요합니다. 벽지와 문의 색이 비슷하면 인지능력이 저하된 어르신이 벽과 문을 구분하는 데 어려움을 겪으실 수 있기 때문입니다. 문을 교체하기 어렵다면 시트지 시공으로 문의 색만 바꾸는 방법도 있습니다.

다음은 계단의 구조적 변경입니다. 단독주택 중에 지면에서 현관 입구까지 대여섯 칸의 계단을 올라가야 하는 형태를 띠고 있는 집들이 있습니다.

계단 수가 많지 않다고 하더라도 거동이 불편하신 어르신이 오르내리시거나 휠체어로 이동하실 때, 큰 장해물이 될 수 있습니다. 따라서 가능하다면 이런 계단은 완만한 경사로로 변경해 주면 좋습니다.

그러나 어쩔 수 없이 계단을 계속 사용해야 한다면, 계단의 가장자리마다 계단과 명확히 구분되는 밝은 색상의 미끄럼 방지판을 부착하고 튼튼한 난간도 설치하여 어르신의 낙상과 미끄럼 사고를 예방해야 합니다.

치매 어르신 중 소음에 극히 민감하신 분들도 계신데, 만약 집 주위의 소음이 심하다면 소음을 차단할 수 있는 시스템 창호로 교체하는 것도 고려사항이 됩니다. 이러한 창호는 소음 차단 효과뿐 아니라 단열 효과도 있기 때문에 실내 온도 유지에도 적지 않은 도움이 됩니다.

2) 비구조적 변경

노인질환을 겪는 어르신들은 균형감각의 이상, 대근육 손실, 다리의 힘 빠짐 등의 증상으로 인하여 집 안에서도 종종 발을 헛디디거나 잘 넘어지십니다. 따라서 이런 경우를 대비하여 벽과 화장실에 손잡이나 지지대를 설치하면 어르신이 집 안에서 더욱 안전하게 다니실 수 있습니다.

다음은 입식생활로의 전환입니다. 어르신들이 많이 하고 계시는 좌식생활은 공간 활용에 좋습니다. 하지만 어르신들은 하체에 힘이 부족하실 뿐 아니라 관절 건강도 좋지 않으시기 때문에 앉고 일어서실 때 상당한 부담이 뒤따릅니다.

아울러 양반다리를 하고 장시간 앉아계실 경우, 고관절, 발목관절, 무릎관절, 골반, 척추 등에 무리가 가기 때문에 안 그래도 좋지 않은 어르신들의 건강을 더욱 악화시키는 결과를 가져올 수 있습니다.

좌식생활을 입식생활로 바꾸기 위해서는 입식생활에 맞는 가구들이 필요한데 식탁과 의자, 소파, 침대 등이 이에 속합니다. 만약 공간이 넉넉하지 않다면 접이식 식탁, 접이식 의자, 1~2인용 소형 소파 등을 선택할 수 있습니다.

무엇보다 침대는 편찮으신 어르신뿐 아니라 어르신을 보살펴야 하는 보호자에게도 필수적인 품목입니다. 앞으로 어르신은 노인질환이 진행되면서 예전보다 더 긴 시간을 누워서 보내시게 될 것입니다.

그런데 지속적으로 바닥에 이부자리를 펴고 생활하신다면, 혼자서 눕고 일어서시는 것도 힘드실 뿐 아니라, 오랜 시간 딱딱한 바닥에 누워 계셔야 하기 때문에 욕창이 생길 수도 있습니다. 또한 어르신의 배변 실수가 발생할 경우, 세탁이나 관리 또한 어려워 위생적으로도 좋지 않습니다.

여기에 더하여, 어르신을 보살피는 보호자의 무릎과 허리 등에도 지속적으로 무리를 주게 되므로 보호자의 건강과 돌봄의 질이 동시에 저하될 수 있습니다.

반대로 의료용 전동침대를 사용하면 어르신 혼자서도 침대 전체의 높낮이와 자세를 손쉽게 조절하실 수 있으므로, 침대에 앉거나 침대에서 일어서실 때 누운 상태에서 자세를 변경하고 싶을 때 매우 편리합니다.

보호자가 어르신의 배변 후처리를 도와드릴 때나 누워계신 어르신을 일으켜 드릴 때도, 의료용 전동침대의 높낮이와 자세 조절 기능은 큰 도움이 됩니다.

또한 오염에 강한 매트리스 재질 덕분에 어르신께서 배변실수를 하시더라도 위생적인 관리가 가능합니다. 여기에 욕창 방지용 에어매트리스 등을 추가적으로 설치하면 어르신의 욕창

예방 효과도 얻을 수 있습니다.

그리고 침대 양 옆의 안전가드와 바퀴의 고정 장치 등이 어르신의 낙상사고를 예방하는 데 도움을 줄 수 있습니다.

하지만 기존에 어르신이 침대를 사용해 오셨고, 현재 쓰시는 침대에 만족하고 계신다면 오염 방지를 위해 매트리스 위에 성능이 좋은 방수커버를 설치하여 계속 사용하셔도 됩니다.

단, 어르신의 병증이 진행됨에 따라 의료용 전동침대를 사용하는 것이 훨씬 어르신에게 도움이 된다고 판단된다면, 그때에는 침대의 대여나 구입을 고려해 볼 수 있을 것입니다.

바닥재나 카펫에 대해서 말씀드리면, 미끄럽거나 무늬가 들어간 것들은 모두 좋지 않습니다. 우선, 미끄러운 바닥재는 어르신의 낙상사고를 유발합니다. 그리고 추상적이고 비정형적인 무늬가 있는 바닥재나 카펫은, 치매나 파킨슨병처럼 뇌 기능에 문제가 발생한 어르신들에게 두려움을 주는 요인이 되기도 합니다.

예를 들어, 마블 무늬가 있는 대리석이나 표면에 광택이 있는 흰색 타일이 바닥에 깔려 있다면, 일부 치매 어르신의 시선에서는 마치 바닥이 물결치는 바다나 반짝이는 수면 위처럼 보일 수 있습니다.

카펫이나 깔개도 마찬가지입니다. 비싼 값을 주고 산 멋진

문양의 카펫이 일부 치매 어르신에게 현기증과 메스꺼움을 일으킬 수도 있습니다. 따라서 어르신이 해당 증세를 보이신다면, 어르신의 안전한 보행과 생활을 위하여 바닥재나 카펫은 미끄럽지 않고 무늬가 없는 것으로 교체해야 합니다.

이때 검은 색이나 너무 어두운 색상의 카펫을 사용하면, 어르신의 시선에서는 바닥에 구멍이 난 것처럼 보일 수도 있기 때문에 바닥과 구분되면서도 너무 어둡지 않은 색상의 카펫을 선택하는 것이 좋습니다.

요즘 유행하는 인테리어 중 공간을 더 넓어보이게 하기 위해 벽지와 바닥재를 모두 흰 색으로 통일하는, 이른바 '화이트 인테리어'라는 것이 있는데요. 이렇게 벽지와 바닥재의 색이 구분되지 않으면, 치매가 있는 어르신들에게 엄청난 혼란을 야기할 수 있습니다. 즉, 어디가 벽이고 어디가 바닥인지 구분되지 않는 공간 안에 갇힌 느낌이 드는 것이지요.

그러므로 노인질환이 있는 어르신을 모실 주거환경을 바꿀 때는 집 안에 있는 벽지와 바닥, 그리고 문 등의 색상이 확실히 구분되도록 대비를 이루게 하는 것이 바람직합니다.

3) 그 밖의 변경 사항

조명은 어르신들이 집의 내부와 집기들을 확실하게 식별하실 수 있도록 가급적 밝은 것으로 바꾸면 좋습니다. 사람의 동작을 감지하여 스스로 켜지고 꺼지는 이른바 '센서 조명'도 어르신에게 혼란을 줄 수 있으므로 일반 조명으로 교체합니다.

최근 들어 더욱 발전하고 있는 IOT 기술을 활용하는 것도 좋은 방법입니다. 조명, 가전기기, 난방 등을 스마트폰으로 제어할 수 있는 장치들은 시중에서도 쉽게 찾을 수 있고 예전보다 가격도 낮아졌습니다. 이런 것들을 잘 활용하면 거동이 불편한 어르신의 생활 편의성이 크게 향상될 수 있습니다.

스마트폰이나 태블릿PC 또한 잘 사용하면 큰 도움이 됩니다. 치매가 진행되면서 시간관념이 희미해지고 배고픔도 잘 못느끼는 어르신이 많으신데, 이때 스마트폰으로 식사 시간을 알리는 알림기능을 설정해 두면 큰 도움이 됩니다. 어르신이 간단한 요리를 하실 때 스마트폰의 타이머 기능을 이용하여 음식이 타거나 화재가 발생하는 것을 막을 수도 있습니다.

청소와 정리정돈은 필수이며, 어르신이 걸려 넘어질 수 있는 나즈막한 소품이나 걷는 데 방해가 될 만한 물건들을 바닥이나 모서리에 두지 말아야 합니다.

앞에서 소음에 대해 민감한 치매 어르신에 대해 잠깐 언급한바 있지만, 어떤 어르신들에게 소음은 참을 수 없는 고통으로여겨지기도 합니다. 따라서 외부의 소음뿐 아니라 실내의 소음을 줄이기 위한 조치도 필요합니다.

예를 들면, 두툼한 직물로 된 커튼을 설치하여 외부 소음을 한 번 더 차단해 주거나, 작동 시 소음이 심한 가전제품 등은 사용하지 않는 것이 좋습니다. TV 소리도 미리 적정한 음량으로 맞춰두면, 어르신이 TV를 켜셨을 때 지나치게 큰 음량으로 인해 놀라시는 것을 예방할 수 있습니다.

이러한 조치에도 불구하고 어르신이 지속적으로 소음 때문에 고통을 호소하신다면, 이비인후과 전문의와 상담하여 청각 과민증을 완화시키기 위한 치료를 받으시거나, 특별히 고안된 보청기를 착용하시도록 해야 합니다.

TV 이야기가 나왔으니 중요한 정보를 하나 더 알려드리겠습니다. 요즘 TV를 벽걸이 형태로 설치해 두는 가정이 많은데요. 크기가 제법 큰 검은 색의 TV가 벽에 걸려 있는 모습이, 치매 어르신에게는 마치 벽에 크고 검은 구멍이 뚫려 있는 것처럼 보일수도 있다고 합니다. 생각만 해도 무섭지요.

만약 이런 문제가 있을 때는 벽지와 구분되는 밝은 색상의 천으로 TV 덮개를 만들어서 TV를 사용하지 않을 때 씌워두면 됩니다.

제3장

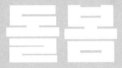

돌봄

: 편찮으신 부모님 보살피기

1. 벤자민 버튼의 시간은 거꾸로 간다

〈벤자민 버튼의 시간은 거꾸로 간다〉는 미국의 소설가 프랜시스 스콧 피츠제럴드Francis Scott Key Fitzgerald의 단편소설입니다. 이 소설을 원작으로 제작된 동명의 영화가 세계 유수 영화제에서 80개 부문의 수상을 했을 만큼 유명한 작품이지요.

소설의 주인공인 '벤자민 버튼'은 다른 사람들과 다르게, 노인의 모습으로 태어나서 장성할수록 젊어집니다. 그리고 세월이 흐르면서 점점 더 어려지다 못해 종국에는 갓난아기의 모습으로 삶을 마감합니다.

그동안 병원에서 편찮으신 어르신들을 보살피면서, 많은 어르신들이 마치 노년의 벤자민 버튼처럼 늙어간다는 생각을 하게 되었습니다. 생의 마감이 가까워질수록 점점 더 어린아이가 되시는 것이지요.

제가 생각하는 어른이란 자고로, 자기 자신을 잘 건사하고 자신이 맡은 책임을 다하는 것은 물론이고, 때로는 자신의 이익을 희생해서라도 소중하다고 생각하는 가치와 사람들을 지켜낼 수 있는, 굳건한 의지와 정신을 가진 사람이라고 생각합니다.

그러나 노인질환을 겪는 어르신들에게서 진정한 어른의 모습을 찾아보기란 쉽지 않습니다. 오히려 많은 어르신들이 어린 아이처럼 몸은 약해지고 마음은 더 고집스러워지십니다.

심지어 마트의 장난감 코너에서 자신과 부모의 체면을 전혀 고려하지 않고 장난감을 사 달라 울고 떼쓰며 바닥을 뒹구는 유아처럼, 오직 자신의 욕구와 욕망만을 생각하며 주위 사람들을 곤란하게 만드시는 분들도 적지 않습니다.

어릴 때 할머니께서 자주 하시던 "참을 인忍 자가 셋이면 살인도 면한다"는 말씀이 생각나는데요. 만약 이런 어르신을 보살펴야 한다면, 여러분은 참을 인 자 세 번이 아니라 수백 수천 번을 써야 할 수도 있습니다.

그리고 여러분이 아무리 어르신에 대해 잘 알고 있다고 생각하더라도 현재 어르신의 상태가 예전의 그것과 동일하지 않기 때문에 매일 매일이 낯설고 새로울 수도 있습니다.

혹시 여러분은 자녀를 키워 보셨나요? 어린 자녀를 양육하다 보면, 자라남에 따라 아이의 신체, 성격, 성향, 지능, 입맛, 관심, 재능 등이 계속해서 변화하는 것을 관찰할 수 있습니다.

노인질환이 있으신 어르신도 마찬가지입니다. 질환이 진행됨에 따라 신체, 성격, 성향, 지능, 입맛, 관심 등이 지속적으로 달라집니다. 단, 어린이의 변화가 상성을 향한 채워짐의 과정이라면, 노인의 변화는 소멸을 향한 비워짐의 과정입니다.

여러분은 앞으로 지극히 평범했던 어르신의 일상이 조금씩 무너져가는 것을 지켜보면서, 과거에는 너무 당연하게 여겨졌던 모든 일들이, 얼마나 대단하고 감사한 일이었는지 비로소 깨닫게 되실 것입니다.

먹고, 마시고, 자고, 용변 보고, 걷고, 이야기할 수 있다는 것이 얼마나 축복되고 감사한 일인지 온 마음으로 체감하게 되는 것이지요.

2. 마라톤의 출발점에서

어르신에게 노인질환이 시작되면 많은 것이 달라집니다. 그리고 예전으로 돌아가는 것이 거의 불가능합니다. 하지만 어르신께서 노인질환으로 진단을 받으셨다고 하더라도, 당장 신체와 인지 기능을 사용하실 수 없게 되는 것은 아닙니다. 개인에 따라 차이는 있겠지만, 아직 신체와 인지에 여러 기능이 남아 있는데, 이를 일컬어 잔존 기능이라고 합니다.

그런데 어르신의 몸이 불편해지셨다는 이유로, 곁에서 일거수일투족 모든 수발을 다 들어드리거나 어르신께서 하실 수 있는 일을 대신 해 드리면, 잔존 기능이 더 빨리 퇴행되어 조기 와상 상태에 이르게 될 수 있습니다.

와상 상태란 어르신 혼자서 아무것도 하실 수 없어 누워서 지내야만 하는 상태를 의미합니다. 어르신의 수명은 아직 많이 남아 있는데 일찍 와상 상태가 된다면, 남은 시간은 어르신과 보호자 모두에게 대단히 고통스러운 나날이 될 것입니다.

따라서 노인질환을 겪는 어르신을 보살필 때에는 어르신이 신체와 인지의 잔존 기능을 가능한 한 오래 활용하여, 남은 일생을 최대한 인간답고 존엄하게 보내실 수 있도록 도와드려야 합니다.

대부분의 어르신들에게서 노인질환 발생 후 신체와 인지 기능 저하 및 노쇠화가 이전보다 훨씬 더 빠르게 진행되는 것을 관찰할 수 있습니다. 이는 어르신이 잔존 기능을 활용하여 스스로 판단하고 행동하실 수 있는 기간이 그리 길지 않다는 것을 의미합니다. 이 시기는, 마치 해질녘에 붉은 노을이 아름다운 빛으로 하늘을 물들이다 금세 사라져 버리듯이 찰나의 순간처럼 느껴질 수도 있습니다.

그러나 어르신 본인의 의지와 보호자들의 배려에 따라 잔존 기능이 더 길게 유지되는 경우도 있습니다. 이런 어르신들의 공통점을 보면, 몸이 불편하시더라도 가능한 한 많이 움직이시고 소소한 집안일도 직접 하십니다. 물론 그렇다고 해서 보호자로서 마땅히 제공해야 할 돌봄을 소홀히 해서는 안 되겠지요.

결국 어르신께서 모두가 기억하는 그분의 온전한 모습으로 여러분 곁에 머무르실 수 있는 날들이 얼마나 될지에 대해서는 아무도 모릅니다. 예상보다 길어질 수도 있고 훨씬 더 짧아질 수도 있는 것이지요. 마치 얼마나 오래 뛰어야 할지 가늠할 수 없는 마라톤을 시작하는 것과 같습니다.

따라서 제가 여러분께 꼭 말씀드리고 싶은 것은, 이런 상황에서의 지나친 열심과 효심은 오히려 어르신과 여러분 모두에게 득보다는 실이 될 가능성이 높다는 것입니다.

다시 말씀드리지만 이것은 결승점이 눈앞에 보이는 단거리 경주가 아닙니다. 여러분이 스스로를 괴롭히면서까지 무리하게 최선을 다해 부모님을 위해 달리다 보면 그만큼 빨리 지치게 되고, 부모님을 포기하게 되는 시점이 더 앞당겨질 수도 있을 것입니다.

그러므로 이 장에서 제가 여러분께 알려드리는 정보들을 참고하시되, 여러분의 삶을 챙기고 보호해 가면서 실천하시기를 권합니다. 즉, 편찮으신 부모님과 동행하는 여정 위에서 최선을 다하여 효도하겠다는 생각을 접고 가능한 한 멀리 내다보며 느긋하게, 내가 할 수 있는 선까지만 하겠다는 마음을 가져야 조금이라도 더 오래 걸을 수 있습니다.

옛말에 부모는 열 자녀를 길러도 열 자녀는 한 부모를 모시기 어렵다는 이야기가 있습니다. 그만큼 어르신을 돌보고 보살피는 일이 쉽지 않다는 뜻이겠지요. 더욱이 요즘처럼 가족 구성이 단출한 시대에는 자녀들이 한두 명에 불과하므로 상황이 더욱 힘들어졌습니다. 따라서 정보력을 가지고, 활용할 수 있는 자원과 시스템을 총동원하기 위한 계획을 세우고 실천해야 합니다.

하지만 그렇게 한다 하더라도 앞으로의 상황은 여러분이 원하는 대로 흘러가지만은 않을 것입니다. 끊임없이 예측하지 못했던 일들이 발생할 것이고 이해할 수 없는 현상들이 생기겠지요.

하지만 명심하세요. 여러분만 이런 일들을 겪는 것이 아닙니다. 노인질환이 있는 어르신들과 같이 살아가는 모든 이들이 여러분과 같은 경험을 하고 있습니다.

사람을 대하는 모든 일이 다 그렇겠지만, 편찮으신 어르신을 돌보는 일에는 특히나 더 경험이 중요합니다. 결코 처음부터 잘할 수가 없지요.

따라서 모르는 것이 생긴다면 배워가면서 상황에 맞추어나가면 됩니다. 그리고 그렇게 하다 보면 무엇을 어떻게 해야 할지 터득하게 될 것입니다.

그러나 경험이 쌓여서 일처리를 더 수월하게 할 수 있게 된다는 것과, 완벽한 결과를 얻는다는 것은 전혀 다른 이야기입니다.

편찮으신 어르신을 돌보는 일에 있어서 어떠한 경우에도 '완벽한 결과'라는 것은 얻을 수 없으니까요. 수많은 선택사항 중 그나마 가장 나을 것이라는 선택을 할 뿐이지요.

혹여 그 선택의 결과가 여러분의 의도와 전혀 다르게 나타나고 심지어는 최선이라 생각했던 방식이 최악의 결과를 가져온다고 해도, 그것으로 여러분 자신이나 선택의 책임을 맡은 사람에게 비난의 화살을 날리거나 원망의 말들을 퍼붓지 마시기 바랍니다.

그때는 그저 그럴 수밖에 없었다는 것을 인정하고 앞으로의 일들을 신께 의탁하는 기도를 올리는 것이 여러분의 정신건강에 가장 유익합니다.

제가 성경에서 가장 좋아하는 말씀이 있는데요. 그것은 바로 "항상 기뻐하라, 쉬지 말고 기도하라, 범사에 감사하라"는 구절입니다. 여러분도 한 번은 들어 보셨지요?

솔직히 말해서, 정말 분하고 억울해서 속이 뒤집힐 것 같은 순간에 이 구절을 읽으면 '당장 집에 불이 붙었는데 한가로이 염불이나 외라는 건가'라는 생각이 들어 더 화가 치밀 수도 있습니다.

그렇지만 짧지 않은 저의 인생경험에서 기뻐하고, 기도하고, 감사하는 것보다 정신건강에 더 도움이 되는 방법은 아직 발견하지 못했습니다. 아무리 상황이 나쁘더라도 거기에 빠져서 스스로를 옭아매거나 책망하지 마세요.

그리고 아주 작은 일에라도 기뻐하고 감사하려고 노력해 보세요. 그것이야말로 여러분이 최악의 상황 속에서도 몸과 마음에 병이 들지 않고 건강하게 살아나갈 수 있는 유일한 방법입니다.

3. 먹는 것이 시작과 끝

몸이 아플 때 식사를 잘하는 것은 매우 중요합니다. 질병을 이겨내고 기력을 회복하기 위해서는 영양공급이 필수적이기 때문입니다. 하지만 몸이 아프면 입맛도 없고 배고픔도 잘 느끼지 못하기 때문에, 식사를 잘 챙겨 먹기가 더 어렵습니다.

아프지 않을 때는 맛있기만 했던 음식들도 아프고 나서 먹어

보면 그 맛이 아닙니다. 건강했을 때는 간식까지 챙겨 먹을 정도로 수시로 배가 고팠는데, 아프고 나니 하루에 겨우 한 끼 먹는 것도 부담스럽습니다.

하지만 아픈 것은 잠깐이고 몸이 다시 건강해지면 언제 그랬냐는 듯 평소처럼 맛있게 식사를 할 수 있게 되지요. 반면 노인 질환을 겪는 어르신 중 많은 분들이 계속 아픈 상태의 입맛에 머물러 계시거나, 가면 갈수록 점점 더 식욕이 감소하는 현상을 겪게 됩니다. 이것이 바로 어르신들의 식사 수발이 힘들어지는 기초적인 이유입니다.

건강한 사람이야 하루 이틀 정도 식사를 제대로 못해도 건강에 큰 이상이 생기지 않지만, 편찮으신 어르신들은 다릅니다. 2~3일 정도 식사를 거부하실 경우, 신체 곳곳에 확연한 기능 이상이 찾아옵니다.

여기에서 식사를 못하는 기간이 더 길어지게 되면 영양공급 중단이 장기화되어, 이상이 생긴 일부 신체의 기능이 영원히 회복되지 못할 수도 있습니다. 따라서 이렇게 심각한 상태로 진행되지 않도록 여러분께서 어르신들의 식사를 도와드려야 합니다.

어르신들이 식사를 하실 수 있도록 도와드리기 위해서는 식사와 관련된 어르신의 신체와 그 기능을 파악해야 합니다. 다시 말해, 치아와 잇몸의 상태, 씹기저작기능, 삼키기연하기능, 소화시키기, 배변하기 등이 이러한 기능입니다.

① 씹는 기능의 저하

악화된 구강의 건강상태는 씹는 기능의 약화와 직결됩니다. 원칙적으로, 건강할 때 미리 치아와 잇몸을 관리해 두면 큰돈을 들이지 않고도 구강건강을 유지할 수 있습니다.

하지만 평소 치아 관리를 대수롭지 않게 여기시거나, 통증이 있더라도 돈이 아까워서 참으시다가 결국 돌이킬 수 없을 정도로 치아와 잇몸이 망가지는 어르신이 허다합니다. 그리고 설령 예전에 구강관리를 잘하셨던 어르신이라 할지라도 노인질환으로 인해 관리 능력이 저하되면 구강 건강에 이상이 생길 수 있습니다.

어르신께서 치아와 잇몸 때문에 음식을 제대로 씹지 못하실 경우, 부드러운 음식 위주로 식단을 구성하되 김치나 나물 등의 반찬은 잘게 썰어서 드리고, 과일류는 얇게 저미거나 갈아서 드려야 합니다.

틀니를 사용할 경우, 기존에 사용하던 틀니가 잘 맞지 않거나 변형이 되어서 음식을 씹을 때 불편감을 느끼게 할 뿐 아니라, 잇몸 또는 입안에 곳곳에 상처와 염증을 일으키는 사례가 종종 있습니다. 그러나 말씀을 잘 못하시는 어르신들은 이런 상황을 표현하기 어려워하시므로, 대신 식사거부의 형태로 문제점을 전달하기도 하십니다.

따라서 어르신께서 틀니를 사용하신다면, 평소 틀니 관리가 잘 이루어지고 있는지, 틀니에 모나거나 튀어나와 찌르는 부분이 있지는 않은지, 입안과 잇몸에 상처나 염증이 있지 않은지 잘 살피고, 적어도 6개월에 한 번은 치과를 방문히여 검진과 적절한 치료를 받으실 수 있게 해야 합니다.

그리고 틀니를 관리할 때는 반드시 틀니 전용 관리 용품을 사용해야 합니다. 만약 일반적인 칫솔이나 치약을 사용하여 틀니를 닦을 경우, 틀니의 기능과 품질을 떨어뜨릴 수 있으며 틀니에 생긴 미세한 틈새로 세균이 침투하기 쉽기 때문입니다.

따라서 음식물 섭취 후에는 틀니를 빼어 틀니용 칫솔과 흐르는 물로 남아있는 음식물 찌꺼기를 제거해 준 뒤, 틀니용 세정제에 담가서 세균을 제거해 줍니다. 최근에는 빠른 시간에 세균을 제거해 주는 세정제도 시판되고 있는데, 이런 제품을 이용하면 낮 시간에도 간편하게 틀니를 세정할 수 있어서 편리합니다.

그리고 반드시 주의할 점이 있는데, 절대로 어르신께서 수면 중에 틀니를 끼고 주무시지 않도록 당부를 드려야 합니다. 수면 중 틀니를 끼고 주무실 경우, 잇몸이 틀니에 눌려 붓고 염증이 생길 수 있으며 구강 내 세균수가 증가하여 폐렴 등의 감염 질환을 유발할 수 있습니다. 그러므로 주무실 때는 반드시 틀니를 빼고 주무시도록 해야 합니다.

② 삼킴 기능의 저하

한편 음식을 목으로 삼켜 넘기는 기능이 약화된 어르신들도 많으십니다. 삼킴장애의 원인은 뇌졸중, 뇌손상, 파킨슨병, 다발성 경화증, 뇌신경 마비, 치매, 인두나 식도의 종양 등으로 매우 다양합니다.

삼킴장애의 증상에는, 식사 중 기침, 사레, 호흡곤란, 식사 후 목소리 변화, 목에 음식물이 걸려 있는 느낌, 입안에 음식물이 오래 머물러 있음, 코를 통한 음식물의 역류 등이 있는데요.

이러한 증상들이 음식물의 섭취를 방해하기 때문에 삼킴장애를 앓게 되면 영양결핍에 빠지기 쉽습니다. 또한 음식물이 기관지로 잘못 넘어가면 흡인성 폐렴이 발생하여 생명이 위험해질 수도 있습니다.

만약 부모님께서 음식 삼키는 것을 힘들어하시고 식사 중 사레나 숨 막힘을 자주 경험하시거나 코로 음식물이 역류하는 등의 증세를 보이신다면, 전문의와 상담하여 삼킴장애 여부를 확인하고 그에 맞는 후속 조치를 취해야 합니다.

삼킴장애의 증상 개선을 위한 재활 치료 방법으로는 혀, 입술, 턱 운동, 멘델슨 메뉴버, 마사코 메뉴버, 샤케어 운동, 저항성 고개 숙이기 운동 등이 있으며, 이런 운동을 꾸준히 지속적으로 해 주면, 삼킴곤란 증세의 개선과 악화 예방에 도움이 됩니다.

그러나 이러한 재활운동이 모든 환자에게 가능하거나 효과가 있는 것은 아니며, 운동을 하다가 의도치 않은 통증이 발생할 수도 있으므로 모든 운동은 전문의 및 치료사와 상담 후 진행 여부를 결정해야 합니다.

연하장애가 있다면 식사 자세도 신경 써야 합니다. 일반적인 연하장애 환자에게 가장 좋은 식사 자세는, 허리를 90도로 곧게 편 상태에서 고개를 약간 숙여 턱을 당긴 자세입니다.

여기서 잠깐!

삼킴장애 증상 완화에 도움이 되는 재활운동법을 소개합니다.

멘델슨 메뉴버 Mendelsohn Maneuver 후두와 설골의 자발적인 움직임을 증가시켜 많은 양의 음식물이 안전하게 식도로 넘어갈 수 있게 도와주는 기법.

- 허리를 세워 바로 앉고 고개를 약간 숙여 턱을 당깁니다.
- 집게손가락으로 목젖을 찾아 잡습니다.

- 숨을 들이마신 후 침을 삼킵니다. 이때 목젖이 내려가지 않도록 숨을 참으며 목에 힘을 줍니다.
- 목젖을 잡은 상태로 5초간 유지합니다. 목젖을 올려 유지하는 것이 힘들면, 손가락으로 목젖을 잡고 올려줍니다.
- 해당 동작을 10회 반복합니다.

마사코 메뉴버 Masako Maneuver 삼킴을 담당하는 목쪽 근육을 강화시키는 운동.

- 혀끝을 2cm 정도 입 밖으로 내밀고 윗니와 아랫니로 살짝 물어줍니다.
- 혀가 들어가지 않도록 유지하며 침을 최대한 꿀꺽 삼킵니다.
- 해당 동작을 10회 반복합니다.

샤케어 운동 Shaker's Exercise 삼킴에 관여하는 후두거상근을 강화하여 연하장애를 치료하기 위한 재활운동.

- 어깨를 바닥에 붙인 상태로 바로 눕습니다.
- 고개를 가슴 쪽으로 살짝 들어 올립니다. 이때 어깨가 뜨지 않도록 주의하며 시선을 발끝으로 향합니다.
- 고개를 들고 10~30초간 유지 후 천천히 고개를 내립니다.
- 고개를 들고 유지하는 것이 힘들면, 고개를 1초간 들었다 내리는 동작을 30회 반복하여 시행합니다.

저항성 고개 숙이기 운동 CTAR 턱과 복장뼈 사이에 공이나 수건을 끼운 후 턱으로 강하게 누르는 운동.

- 바른 자세로 앉아 고무공이나 수건을 말아 턱 밑에 끼워 고정시킵니다.
- 턱을 당겨준다는 느낌으로 고개를 숙여 5~10초간 공 또는 수건을 눌러 줍니다. 반드시 턱만 당기고, 목을 숙여 누르지 않도록 주의합니다.
- 해당 동작을 5~10회 반복합니다.

턱을 당기게 되면 기도가 좁아지므로 사례를 예방할 수 있습니다. 식사 전에 혀, 입술, 턱, 목을 풀어주는 운동을 하는 것도 삼킴 기능을 개선하는 데 도움이 됩니다.

하지만 연하장애의 증상과 종류에 따라서 간혹 턱을 약간 들어야 음식을 넘길 수 있는 경우도 있으므로, 어르신이 어떤 형태의 연하장애를 겪고 계시는지 전문의에게 진단을 받은 후에 가장 삼키기 좋은 자세가 되시도록 유도해야 합니다.

또한 삼킴장애 어르신의 영양실조 예방을 위해서 특별히 고안된 연하보조식을 준비해야 하는데, 이때 치료사와 상의하여 식단을 구성합니다. 식사를 하실 때는 소량의 음식을 조금씩 자주 드시도록 하고, 반드시 입안에 있는 음식물을 모두 삼키고 난 후 다음 음식을 드시도록 해야 합니다.

연하보조식단은 환자의 상태가 개선됨에 따라 묽은 음식에서 되직한 음식으로 단계를 높여가는 것이 원칙입니다. 하지만 여러 노력에도 불구하고 어르신의 삼킴장애 증상이 지속적으로 악화될 경우, 더 묽은 음식으로 바꿔서 드려야 할 수도 있습니다. 한편 너무 묽거나 액상으로 된 음식을 잘 삼키지 못하는 어르신들의 경우, 음식에 '점도증진제'를 섞어서 드리면 도움이 됩니다.

간식을 드릴 때도 주의해야 할 점이 있습니다. 간식으로 떡이나 빵을 자주 찾으시는 어르신들도 계시는데, 떡이나 빵은 건강한 사람들이 잘 씹어서 먹어도 목 막힘이 발생하거나 체하기 쉬운 음식입니다.

특히 마시멜로우가 든 파이, 사탕, 젤리, 떡 등은 특유의 끈적거리는 질감과 높은 점성으로 인해 기도를 막아 어르신들을 위중한 상태에 빠지게 할 가능성이 매우 높은 간식들입니다.

따라서 이런 음식들을 간식으로 선택하는 것을 피하되 만약 어르신께서 간절히 원하신다면, 적은 양을 작은 조각으로 잘라서 충분한 물이나 음료와 함께 아주 천천히 드시도록 해야 합니다.

만약 어르신께서 식사 도중 갑자기 숨 쉬기 힘들어하시거나 목을 감싸며 괴로워하신다면, 음식물이 기도로 잘못 넘어가서 기도폐색이 일어난 경우로 판단할 수 있습니다. 기도폐색은 사망에 이를 수 있는 응급 상황이므로 반드시 신속하고 침착하게 응급구조 행동강령을 따라 조치를 취해야 합니다.

어르신께서 기도폐색 증세를 보이실 경우, 가장 먼저 신속히 주변 사람들에게 119에 신고하도록 요청합니다. 그다음에는 어르신이 강하게 기침을 하시도록 유도합니다. 그러나 어르신이 스스로 기침을 하지 못하신다면, 즉시 하임리히법을 실시하여 이물질을 기도 밖으로 빼내야 합니다. 하임리히법의 실시

방법은 다음과 같습니다.

1) 환자를 일으켜 환자의 뒤편에 서서 환사를 안습니다.

2) 한 손으로 주먹을 쥐어 환자의 명치와 배꼽 사이에 대고
다른 손으로 주먹 쥔 손을 감싸줍니다.

3) 이때 한쪽 다리는 환자의 다리 사이에 위치시키고 반대편
다리를 뒤로 빼어 봄을 지탱합니다.

4) 환자의 복부를 아래에서 위로 강하게 밀어 올리는 동작을
음식물이 밖으로 나올 때까지 반복합니다.

③ 소화 기능의 저하

소화 기능 이상 또한 어르신의 원활한 식사를 방해하는 요인
입니다. 나이가 들면 으레 소화 기능이 떨어지기 마련이지만,
노인질환이 있는 어르신들의 경우에는 갖가지 동반 중상들로
인하여 소화 기능이 훨씬 더 현저하게 감소됩니다.

그러므로 구강건강이 양호하고 삼킴장애 증세가 없는 어르
신이라고 하더라도, 자극적인 음식이나 질기고 소화하기 힘든
음식은 피해서 드리는 것이 좋습니다. 기름에 튀긴 음식이나
유제품 등도 소화불량이나 설사 등을 유발할 수 있기 때문에
주의해서 드려야 합니다.

가공식품은 각종 식품첨가물이나 향신료가 들어있고 당분이나 나트륨 함량도 높기 때문에 섭취를 제한하는 것이 좋지만, 어쩔 수 없이 드려야 한다면 성분을 잘 따져 보고 드리도록 합니다.

그리고 식당에 가서 사먹거나 외부에서 사온 음식을 드릴 때에는 혹시 알레르기 유발 재료가 섞이지 않았는지 꼼꼼하게 확인한 후 드시게 해야 합니다.

④ 배변 기능의 저하

다음은 배변 기능의 약화입니다. 노화는 근육의 힘을 약하게 합니다. 이것은 눈에 보이는 신체의 근육뿐 아니라 내부 장기의 근육에도 해당이 됩니다.

나이가 들면 노화의 영향으로 대장의 신경세포가 줄면서 장의 연동운동이 약해지기 때문에 많은 어르신들이 만성변비로 인해 힘들어하시는데요. 변비가 만성화되면 만성 식욕부진으로 이어지고, 식욕부진은 또다시 변비를 유발하므로 악순환이 되풀이됩니다.

변비의 원인에는 활동량 부족, 수분과 섬유소 섭취 부족, 적은 식사량과 횟수, 만성질환, 복용약물의 부작용 등이 있습니다.

만약 배변횟수가 주 3회 미만이고, 배변 시 과도하게 힘을 쥐야 하며, 변이 단단하거나 덩어리져서 나온다면 변비로 볼 수 있으며, 이러한 증상이 3개월 이상 지속될 경우 만성변비로 판단됩니다.

변비 증상의 완화와 개선을 위해서는 물을 충분히 마시고, 충분한 양의 음식과 수용성 식이섬유를 섭취해야 합니다. 식사 후 산책이나 가벼운 운동을 하여 활동량을 높이는 것도 배변에 큰 도움이 됩니다.

하지만 이러한 노력에도 불구하고 어르신의 변비 증상이 개선되지 않고 점점 더 심해진다면, 거대결장, 장천공, 장폐색, 항문출혈 등의 합병증이 발생할 위험이 높습니다. 따라서 어르신에게 변비가 있다면, 반드시 조기에 전문의와 상의하여 적절한 치료를 받으시게 해야 합니다.

⑤ 식사 도구 사용 능력의 저하

우리가 무심코 식사시간마다 사용하는 식사 도구조차 노인질환을 겪는 어르신들에게는 문제가 될 수 있습니다. 노인질환이 진행되면서, 팔과 손의 근육이 약해지고 경직되며 경련이나 떨림 등이 발생하는 경우가 많습니다.

이러한 이유로 어르신께서 기존에 사용하던 수저를 계속해서 사용하기 힘들어하시면, 손 떨림 환자용으로 특별히 고안된 숟가락과 포크의 사용을 고려할 수 있습니다.

어르신들은 식사 중 그릇이나 컵도 잘 떨어뜨리시는데, 이때 그릇이 깨지면서 생긴 파편으로 인해 부상을 입기도 하십니다. 그러므로 잘 깨지는 사기나 유리 소재의 식기 대신에 충격에 강한 스테인리스나 친환경 플라스틱 소재의 식기로 교체해 드리는 것이 좋습니다.

그리고 인지기능이 크게 떨어진 어르신들 중에는 식기의 색깔이 음식의 색과 비슷하거나 식기에 무늬가 있으면, 식기와 그 안의 내용물을 잘 구분하지 못하시는 분도 계십니다. 이런 경우에는 음식의 색과 뚜렷이 대비되는 색상의 식기를 사용하여 어르신이 음식을 잘 구분하실 수 있도록 도와드려야 합니다.

⑥ 음식 및 식재료 관리 능력의 저하

혹시 식재료를 구입한 후에 적절한 소비기간 내에 소비하지 못해서 아깝지만 버려야 했던 적이 있으신가요? 아니면, 음식이 남아서 다음 날 먹으려고 용기에 담아 냉장고에 넣어두었다가 며칠 뒤 생각나서 보니 상해 있었던 경험은 해 보셨나요?

저는 종종 이런 경험들을 합니다. 음식을 버려야 할 때면 아깝고 죄책감이 들지만, 바쁘게 사는 현대인들에게 종종 일어날 수 있는 일이라 생각하며, 다음에는 그러지 말아야겠다는 결심을 하고는 합니다. 그런데 노인질환을 겪는 어르신들에게는 이런 일이 너무나 자주 일어납니다.

노화가 진행되면 건망증이 심해지기 마련이지만, 여기에 노인질환이 더해지면 건망증의 수준이 상당히 심각해지기도 합니다. 그래서 음식을 사두고도 잊어버리는 것이지요. 때로는 식사를 안 하셨는데도 이미 드신 것으로 착각하기도 하고, 배고픔을 잘 느끼지 못하거나 식사 때인 것을 자각하지 못해서 끼니를 거르시는 경우도 있습니다.

식사량이 적기 때문에 식사 후 음식이 남는 경우도 많은데, 이렇게 남은 음식을 나중에 다시 드시기 위해 찬장이나 냉장고에 넣어 두고 나서 전혀 기억을 못하시는 어르신도 많습니다. 결국 식재료의 소비기한이 지나고, 만들어 둔 음식들이 상하면서 음식물 쓰레기가 됩니다.

그런데 이때 보호자가 상한 음식물을 미리 발견하여 처리하지 않으면, 어르신들이 그 음식을 그냥 드시고 나서 탈이 나거나 식중독에 걸리실 수 있습니다. 대부분 어르신들이 후각과 미각이 퇴행되어 음식이 상했다는 것을 잘 알아채지 못하시기 때문이지요.

더 큰 문제는, 노인질환의 특성상 자신의 뜻을 관철시키려는 일종의 집착, 고집, 오기 같은 것이 예전보다 더 강해지면서, 상한 음식조차도 절대 버리지 못하게 하시는 어르신도 계신다는 사실입니다.

이런 경우에는 어르신이 주의를 다른 곳으로 돌린 틈이나 자리를 비우신 동안에 신속하게 상한 음식물을 처리해야 합니다. 그리고 정기적으로 찬장이나 냉장고를 확인하여 소비기한이 지나거나 상한 음식이 있는지 살펴보아야 합니다.

⑦ 식사와 관련된 그 밖의 문제들

노인질환이 있는 어르신의 대부분은 식사를 너무 적게 하셔서 문제가 됩니다. 식사를 거부하시는 어르신들도 많은데, 식사를 지속적으로 거부하실 경우 조기에 와상상태가 되실 위험이 매우 높아집니다.

그런데 이와 반대로, 일부 어르신에게는 식사량이 폭발적으로 증가하는 문제가 발생하기도 합니다. 식탐이나 음식에 대한 집착이 비정상적으로 커진 경우나, 배부름을 느끼지 못해서 식사를 하시고도 안 드셨다고 생각하는 경우인데요.

건강하셨을 때와 비교해서, 식사량이 크게 증가하거나 감소하는 것은 좋지 않습니다. 특히 당뇨가 있는 어르신의 경우, 식사량이 많아지면 혈당조절이 어려워져서 여러 가지 합병증이 발생할 수 있습니다.

당뇨가 없는 어르신이라고 해도, 거동이 불편해지시면서 예전에 비해 활동량이 크게 떨어지시기 때문에 열량 섭취가 증가하면 그 열량을 다 소비하지 못하여 체중이 증가하고, 그에 따른 건강문제가 추가적으로 발생하게 됩니다.

뿐만 아니라 어르신의 체중이 늘어나면, 어르신에게 돌봄을 제공하는 보호자의 신체에도 부담이 가중되고 부상 위험 또한 높아집니다. 따라서 어르신과 보호자 모두의 건강과 안전을 위하여 음식 섭취량과 횟수를 적정 수준으로 제한해야 할 필요가 있습니다.

한편 음식에 대하여 강한 집착을 보이시는 어르신들 중 폭력적 성향을 함께 나타내시는 분들도 계시는데요. 이런 분들의 식사를 지속적으로 제한할 경우, 자신이 생존의 위협을 느낀다고 판단하여 기물파손, 언어폭력, 폭행 등의 문제행동을 통해 주위 사람들에게 위해를 가하실 수도 있습니다.

심지어 어르신의 상태가 극도로 악화되면 상해, 방화, 살인 등의 심각한 범죄행위로 이어지기도 합니다. 이 정도의 정신문제를 드러내시는 어르신은 더 이상 가정 내에서 보살피기 어려워지며, 그렇다고 해서 일반 요양원이나 요양병원에 모시기도 힘듭니다.

그러므로 우선적으로 정신의학 전문의와 상담하여 어르신

이 자신과 주위 사람을 해치지 못하도록 보호조치를 취한 뒤, 향후 돌봄과 치료 계획을 다시 세워야 합니다.

4. 청결 유지와 위생 관리

노인질환이 진행됨에 따라 신체와 환경을 정갈하게 가꾸는 데 필요한 습관들이 하나둘씩 무너지면서, 청결 유지와 위생 관리가 예전처럼 잘 이루어지지 않게 됩니다. 그러나 청결과 위생이 적절히 관리되지 않으면, 쇠약해진 어르신께서 또 다른 질병이나 세균감염에 노출될 수 있습니다. 따라서 노인질환이 있는 어르신의 신체와 환경이 지속적으로 정갈하게 유지될 수 있도록 보호자가 각별히 유념해야 합니다.

① 요실금 및 변실금 관리

소변이 새는 요실금은 출산 이후의 여성에게서 주로 나타나는 증상이라고 많이들 알고 계십니다. 그런데 최근 들어 남성 요실금 환자도 증가하는 추세입니다

출산 이후 요실금이 생긴 여성들의 경우 노화가 진행되면서 증상이 더 심해지고, 남성의 경우 방광과 요도 괄약근의 약화,

전립선비대증 등이 원인이 되어 요실금이 생깁니다.

요실금에는 기침을 하거나 배에 힘이 들어가면 의도치 않게 소변이 흘러나오는 '복압성 요실금'과 소변이 갑자기 마렵거나 소변을 참을 수 없는 '급박성 요실금', 그리고 이 두 가지가 함께 나타나는 '복합성 요실금'이 있습니다. 어르신들에게는 노화에 따른 복합성 요실금의 형태가 많이 나타납니다.

요실금이 있는 어르신들은 수시로 요의를 느끼거나 소변을 참기 어렵고, 화장실에 도착하기 전에 소변이 흘러나오며, 소변을 본 뒤에도 잔뇨감이 느껴지거나 뒤늦게 소변이 남아서 흐르는 등의 증상을 호소하십니다.

심지어 일상적인 움직임에도 자극을 받아 소변이 흐르는 증상을 겪는 분들도 계시는데, 이런 증상으로 인한 불편함과 고통스러움은 이루 말할 수가 없습니다.

요실금 증상이 있으면, 단순한 불편함에서 끝나지 않고 모든 활동에 제약을 받기 때문에 환자가 심리적으로도 크게 위축될 수 있습니다. 또한 수시로 소변이 옷에 묻게 되기 때문에 몸이나 옷에서 악취가 발생할 우려도 높습니다.

요실금 증상의 예방 및 완화를 위해서는 많은 양의 물을 마시지 말고, 커피, 차, 알코올, 에너지 음료 등 방광을 자극하는 음료도 피해야 합니다.

무엇보다 증세가 있을 경우 빠른 시일 내에 비뇨기과 전문의와 상담하여 적절한 치료를 받는 것이 중요한데요. 특히 어르신들에게 많이 발생하는 전립선비대증으로 인한 요실금은 치료를 받으면 증상이 크게 호전되거나 완치될 수 있습니다.

하지만 많은 어르신들이 증상을 숨기시거나 치료를 미루시다가 증세가 몹시 악화된 후에야 병원을 찾으십니다. 그러므로 평소에 어르신께 소변 배출이 원활히 잘 이루어지고 있는지, 불편한 곳은 없으신지 자주 여쭤보고, 약간의 문제점이라도 발견될 경우 조속히 비뇨기과 전문의에게 모시고 가야 합니다.

여러 노력에도 불구하고 요실금으로 인한 불편이 계속 된다면, 요실금 관리 제품을 사용하여 어르신께서 행동 제약으로부터 자유로워질 수 있도록 도와드려야 하는데요. 대표적인 제품이 바로 요실금 패드입니다.

간혹 여성 어르신들 중 요실금 때문에 생리대를 사용하시는 경우가 있는데, 요실금 패드는 생리대보다 소변을 더 잘 흡수할 뿐 아니라, 항균기능이 있어 냄새도 억제해 주므로, 생리대 대신 요실금 전용 패드를 사용하실 것을 권장합니다.

남성 어르신을 위해 디자인된 요실금 패드 역시 속옷에 간편하게 부착이 가능하고 교체 방법도 쉽기 때문에, 가벼운 요실금에 부담 없이 사용할 수 있습니다.

만약 요실금 증세가 심해져서 패드만으로 충분하지 않다면, 속옷처럼 입고 생활할 수 있는 속옷형 요실금 패드를 이용해야 합니다. 속옷형 요실금 패드 역시 남성용과 여성용이 별도로 구분되어 있으며, 흐르는 소변의 양에 따라 두께나 흡수체량을 고려하여 제품을 선택할 수 있습니다.

어르신께서 속옷형 요실금 패드를 입으실 때는 균형을 잃어 넘어지시지 않도록 반드시 앉은 자세에서, 패드의 앞뒤를 잘 확인하여 착용하시도록 설명해 드려야 합니다.

그러나 어르신의 거동이 어려워지셔서 준와상 또는 와상 상태로 가게 된다면, 와상 환자용으로 개발된 기저귀 형태의 중증 요실금용 제품을 사용해야 합니다. 중증 요실금용 제품들은 대부분 환자 스스로 착용이 불가능하므로, 돌봄 제공자가 어르신의 제품 착용을 도와드리게 됩니다. 이때는 어르신의 소변 배출 패턴과 양에 맞추어 적절한 형태와 흡수력을 가진 제품들을 선택하여 사용합니다.

준와상 또는 와상 상태의 어르신들에게는, 이른바 겉기저귀와 속기저귀를 함께 사용하는 경우가 많은데요. 겉기저귀는 샘방지 기능이 있는 넓고 도톰한 형태의 패드를 말하고, 속기저귀는 겉기저귀의 샘방지 막 안쪽에 맞게 끼워 넣어 사용하는 얇은 패드를 말합니다.

일반적으로 겉기저귀의 가격이 속기저귀보다 비싸기 때문에 겉기저귀 안에 속기저귀를 넣어 사용하면 다소 비용이 절감되는 효과를 얻을 수 있습니다.

뿐만 아니라 체격이 크고 체중이 많이 나가는 어르신을 돌보는 경우, 겉기저귀를 교체해 드리는 일이 매우 힘들고 수고스러울 수 있습니다. 속기저귀를 사용하면 소변 배출 시 속기저귀만 교체하면 되기 때문에 돌봄 제공자의 피로도와 수고로움을 조금이나마 줄일 수 있습니다.

보통 겉기저귀는 뒤의 허리부분에 달려 있는 접착테이프로 기저귀의 앞부분을 감싸는 구조로 되어 있는데, 접착테이프를 기저귀의 앞부분에 부착할 때 반드시 눈여겨보아야 할 것이 있습니다. 바로 1, 2, 3으로 쓰여 있는 숫자이지요.

이 숫자는 어르신의 허리둘레 사이즈의 증가 또는 감소 여부를 알 수 있게 해주는 중요한 단서가 됩니다. 허리둘레 사이즈의 증가나 감소는 체중의 증가나 감소와도 연관이 있으므로, 이를 통해 어르신의 건강에 이상이 생겼는지의 여부도 유추할 수 있습니다.

무엇보다, 기저귀 관리의 가장 기본은 하루 중 어르신이 보시는 소변의 횟수와 양을 체크하는 것부터 시작됩니다. 식사량이나 수분 섭취량에 큰 변화가 없다면, 일반적으로 어르신들은 매일 거의 일정한 양과 횟수로 소변을 보십니다.

따라서 평소에 어르신이 소변을 보시는 시각과 배출되는 양을 관찰하여 공책에 기록해 두고, 비슷한 시간에 패드를 확인하고 갈아 드리는 것도 좋은 관리 방법입니다.

사실 어르신 중에 패드를 갈아 달라고 요청하는 것이 부끄럽거나 보호자에게 폐를 끼치기 싫어서 소변을 보신 후에도 이를 즉각 알리지 않고 참으시는 분들이 의외로 많으십니다.

그런데 이렇게 하실 경우, 패드에 남아 있는 소변의 수분과 암모니아 성분이 어르신의 피부를 짓무르게 하고, 심하면 욕창도 발생시킬 수 있기 때문에 소변을 보신 후에는 참지 마시고 꼭 알려달라고 부탁드려야 합니다.

그럼에도 불구하고 어르신이 말씀을 잘 안 하신다면, 평소에 기록해 둔 소변 배출 시각을 참고하여 보호자가 패드를 확인하고 깨끗한 것으로 교체해 드려야 합니다.

한편 드시는 음식과 물의 양이 크게 달라지지 않았음에도 불구하고 소변의 양이나 배출 횟수가 평소보다 지나치게 적다고 판단된다면, 소변 배출 기능에 이상이 생겼을 가능성이 있으므로 가급적 빨리 비뇨기과 전문의에게 모셔가서 적절한 치료를 받으시도록 조치해야 합니다.

최근 들어 요실금 패드 대신 어르신의 신체 구조에 맞게 착용하여 외부로 소변을 배출시키는 착용형 소변 배출 기구들도 개발되어 시판 중인데요.

적절한 제품을 잘 사용할 경우, 패드를 사용할 때 자주 생길 수 있는 짓무름이나 피부질환 등의 발생율도 낮출 수 있고, 잦은 패드 교체로 인한 돌봄 제공자의 피로도 또한 낮출 수 있습니다.

이러한 착용형 소변 배출 기구들은, 착용 후 산책과 운동이 가능한 형태와, 와상 환자용으로 개발된 형태가 있으므로 어르신의 선호도나 상태에 맞게 선택할 수 있습니다.

주의할 점은, 해당 기구를 어르신의 소변 배출구에 직접 끼워 사용하기 때문에 충분한 소독을 거쳐 청결한 상태로 장착 및 관리하여야 요로감염 등의 질환 발생을 예방할 수 있습니다.

한편 노인질환이 있으신 어르신 중 약화된 항문 괄약근으로 인한 변실금 증상으로 고통 받고 계시는 어르신들도 많습니다. 변실금은 방귀 횟수가 비정상적으로 증가하는 초기 단계에서 시작하여, 무른 변이 가스와 함께 흘러나오는 단계를 거쳐 일반 변이 새거나 속옷에 묻어나는 증상으로까지 진행됩니다.

변실금은 경우에 따라 치료를 위해 수술을 요하기도 하지만, 조기에 치료를 받는다면 수술까지 가야 하는 경우를 막을 수도 있습니다.

그러므로 어르신의 가스 배출 횟수가 평소보다 지나치게 잦다고 여겨지신다면, 미루지 마시고 가급적 빠른 시일 내에 항문외과 전문의에게 모시고 가서 진단을 받아 보셔야 합니다.

만약 어르신께서 변실금으로 인해 휴대용 패드를 사용하신다면, 요로감염이나 피부염증의 발생을 막기 위해 변실금이 발생하는 즉시 패드를 갈고, 회음부 및 항문과 엉덩이 주위를 깨끗이 닦으셔야 한다는 것을 잘 설명하여 알려드립니다.

그러나 어르신이 와상상태가 되신다면 상황에 맞게 겉기저귀와 속기저귀를 적절히 사용하고, 피부에 자극이 적은 물티슈 등을 사용하여 신체에 잔변이 남지 않도록 충분히 닦아 드려야 합니다.

지금까지 어르신의 요실금과 변실금, 그리고 와상상태에서의 기저귀 관리 등에 대해 말씀드렸습니다. 그런데 말이 쉽지, 사실 이 일은 매우 힘들고 고된 일입니다.

자녀를 길러 보신 분들은 아기 기저귀 갈아 주듯이 하면 될 것이라 생각하실 수도 있습니다. 그러나 성인의 배변 처리는, 단언컨대 아기 돌보기와는 차원이 다를 만큼 난도가 높고 체력이 많이 소모되며 비위가 많이 상하는 작업입니다. 또한 숙련되기까지 시간과 연습도 많이 필요합니다.

그리고 아무리 숙련된 돌봄 전문가라고 할지라도, 자신의 몸을 스스로 가누지 못하는 60~80kg의 성인을 들어 올려 기저귀를 교체하고 신체를 닦아 드리는 일은, 할 때마다 힘에 부치기 마련입니다.

여기에 만약 어르신이 골절 등으로 부상을 입으신 후 와상 상태가 되셨다면, 기저귀 교체를 위해 몸을 이리저리 움직일 때마다 어르신에게 엄청난 통증이 유발되기 때문에 작업이 몇 배나 더 힘들어집니다.

그러므로 만약 여러분이 어르신의 배변처리를 담당하고 계신다면, 정말 힘들고 대단한 일을 하고 계시는 것이라 말씀드리고 싶습니다.

어르신을 돌보시면서 혹시 소변이 자꾸 새거나 하는 경우에는, 가정 방문 서비스를 제공하는 요양보호사를 모셔서 기저귀를 어떻게 교체하고 관리해야 하는지 시범을 요청하거나, 여러분의 작업을 지켜보면서 문제점을 지적해 주시도록 부탁드리는 것이 좋습니다.

그리고 이렇게 고된 업무를 어느 한 사람이 전적으로 담당하는 것은 보호자와 어르신 모두에게 여러 면에서 좋지 않습니다.

따라서 시간제 요양보호사를 고용하거나 하루 중 일부 시간대에는 다른 가족이 돌봄을 담당하도록 협의하여 절대로 가족 중 한 사람에게만 이 의무와 부담이 가해지지 않도록 해야 합니다.

또한 여러분 대신 이러한 수고를 하는 가족이나 요양보호사가 계시다면, 정말 진심으로 마음을 담아 그분들께 존경과 감사의 표현을 아끼지 말아야 합니다.

요양보호사들은 배변패드 교체, 식사 수발, 목욕 등의 핵심 돌봄 서비스를 직접적으로 담당하시는 분들로, 보호자를 대신하여 그 가족을 돌봐 드리는 소중한 분들입니다.

불편하신 어르신들의 무거운 신체를 부축하고 하루에 수십 번씩 용변을 처리하고 몸을 닦이는 간병 업무는, 매우 강도가 높은 노동으로 고도의 체력과 정신력뿐 아니라 엄청난 희생과 봉사정신을 요합니다.

하지만 현재 우리나라의 여건상 이분들에 대한 처우는 매우 열악하며 언제든 대체 가능한 인력으로 여겨집니다. 그리고 이분들의 노고에 감사하는 이들도 많지 않습니다.

심지어 요양보호사들이 어르신이나 보호자에게 맞거나 추행을 당하고, 혈액, 타액, 진물과 같은 삼출물 등을 통해 감염이 되는 사례도 꽤 많습니다.

가끔 매체에서 요양보호사에 의한 노인 학대 사건이 보도되기면서, 요양보호사들에 대한 이미지가 매우 나빠진 것이 사실이지만 선량한 대부분의 요양보호사들은 열악한 여건 속에서도 성실하게 힘든 업무를 수행하고 계십니다.

② 두발 및 피부 관리

최근 들어 많은 이들이 나이보다 어린 외모와 신체 기능을 갖기 위해 노력하고 있습니다. 이러한 추세에 따라 전 세계적으로 안티에이징anti-aging 시장도 급성장 중이지요. 어떤 이들은 조금이라도 더 오랫동안 젊음을 유지하기 위하여 시간과 노력 그리고 비용을 아끼지 않습니다.

피부 미용 분야에 있어서도 항상 화두는 안티에이징입니다. 수많은 화장품 회사에서 첨단 기술과 특효 성분을 적용하여 만들었다는, 주름 개선, 탄력 증가, 미백 등의 기능을 가진 제품들을 쏟아내고 있습니다.

무엇보다 사용자의 연령층에 따라, 영유아, 어린이, 청소년, 20~30대, 40~50대의 피부 특성을 고려한 제품들이 다양하게 출시되어 소비자가 선택할 수 있는 폭도 한층 넓어졌습니다. 하지만 안타깝게도, 노인의 피부 관리를 위해 특화된 제품은 시중에서 찾아보기 어렵습니다.

나이가 들면 땀샘과 피지선의 기능이 퇴행하여 건조하고 푸석푸석한 상태가 됩니다. 또한 피부가 얇아지면서 작은 자극에도 쉽게 상처가 나고 염증이 발생합니다. 따라서 노인의 피부 보호에 있어서 제일 중요한 것은 바로 '충분한 보습'이라고 할 수 있겠습니다.

어르신을 위한 보습제를 선택할 때는 먼저 어르신의 피부에 발랐을 때 알레르기를 일으킬 수 있는 성분이나, 연약한 피부에 문제를 일으키는 것으로 알려진 화학보존제 등이 함유되어 있지 않은지 따져봐야 합니다.

아울러 어르신이 제품의 향에 민감하시다면, 향료가 들어있지 않거나 어르신이 좋아하시는 향이 함유된 제품을 고르는 것이 좋습니다.

적절한 보습제를 구매했다면, 어르신에게 제품을 바르는 방법과 횟수 등을 알려드리고 어르신 스스로 자신의 피부를 관리하시도록 자주 권유하되, 도움이 꼭 필요한 경우나 부위에는 바르는 것을 도와드립니다.

모두가 다 알고 있듯 피부 건강의 시작은 청결입니다. 따라서 피부 건강을 위해 어르신께서 적절한 세안과 샤워를 통해 피부를 청결히 관리하실 수 있도록 도와드려야 합니다.

어르신이 혼자서 스스로 씻는 것이 가능하다면 혼자서 씻으실 수 있도록 격려해 드리고, 만약 도움을 필요로 하신다면 최대한 어르신의 잔존 기능을 사용하시도록 배려하며 씻는 것을 도와드립니다.

흔히 말하는 노인 냄새는 두피, 목 뒤, 귀 뒤, 겨드랑이, 회음부 등의 청결도가 떨어질 때 더욱 강해지기 쉬우므로, 해당 부위를 청결한 상태로 유지하실 수 있도록 관리를 도와드립니다. 아울러, 의복뿐 아니라 베개나 이불 등에 불쾌한 냄새가 배지 않도록 제때에 세탁합니다.

샤워 제품은 보습 효과가 있는 순한 제품으로 선택하고 거품이 너무 많이 나서 헹구는 데 시간과 노력이 많이 소요되는 제품이나, 피부에 자극을 많이 남기는 제품은 피하는 것이 좋습니다.

샴푸를 선택할 때도 어르신의 두피의 상태를 고려해야 하는데, 만약 두피에 지루성 피부염이나 기타 피부질환이 있다면 피부과 전문의와 상의하여 약용 제품을 처방 받아 증상이 사라질 때까지 적정량을 조절하면서 사용하시도록 도와드립니다.

혹시 어르신이 머리를 감기 힘들어하시거나 자주 감기 어려운 상황에 놓여 있으시다면, 물 없이도 간편하게 사용할 수 있는 건식 샴푸를 사용하는 것도 좋은 방법입니다.

특히 최근에는 씻기기 힘든 와상 환자들의 전신 세정 및 대소변 냄새 제거에 효과적인 건식 샤워 제품들도 개발되어 있어 선택의 폭이 넓어졌습니다.

아울러, 욕실에서 누워서 목욕을 시켜드리거나 머리를 감겨드릴 때 요긴하게 사용할 수 있는 접이식 샴푸의자나 샴푸베드 등도 인터넷에서 쉽게 구매할 수 있으므로 참고하시기 바랍니다.

그리고 아주 가끔 어르신을 가까운 미용실로 모시고 가서 샴푸 서비스를 제공받는 방법도 좋습니다. 비용은 들겠지만 외출하며 바람도 쐬어 드릴 수 있고, 관리 받는 듯한 느낌도 받으시게 해 드릴 수 있기 때문에 어르신의 기분 전환에도 도움이 될 수 있습니다.

한편, 남성 어르신에게는 면도라는 큰 과제가 남아 있는데요. 가장 좋은 방법은 어르신께서 스스로 면도를 하실 수 있도록 안전한 면도기와 면도용 피부보호 제품을 마련해 드리고, 시간이 걸리더라도 천천히 면도를 하실 수 있도록 배려하는 것입니다.

하지만 어르신께서 스스로 면도를 못하게 되시는 상황이 온다면, 보호자가 어르신의 면도를 도와드리기 위하여 면도하는 법을 배워야 할 수도 있습니다.

물론 얇고, 주름지고, 탄력이 떨어진 어르신의 피부를 면도하는 일은 상당히 어렵습니다. 그러므로 면도를 도와드릴 때는 각별히 주의해야 하며, 혹시나 상처나 출혈이 발생했을 때 어떻게 대처해야 하는지도 잘 알아두어야 합니다.

면도 후에는 피부 보호 제품을 발라 드리고, 어르신의 피부가 상하거나 감염되지 않도록 면도기 날이나 청결상태를 수시로 확인하여 교체시기에 맞게 새것으로 교체해 둡니다.

③ 손과 발의 관리

1) 손의 관리

쾌청한 날에 공원을 산책하다 보면, 종종 부모와 함께 나들이를 나온 어린아이들과 마주칠 때가 있습니다. 이제 막 걸음마를 걷기 시작한 아이들은, 마치 부모의 손을 놓치면 세상을 잃어버리기라도 하는 듯, 부모님의 손을 꼭 붙들고 있습니다.

그러던 녀석들이 걷고 뛰는 것이 자연스러워지면, 부모님이 손을 잡자고 해도 뿌리치고 혼자 달려가 버리지요. 그리고 어느덧 아이가 자라 청소년기에 접어들면 그 손은 친구의 것이 되고, 성인이 되면 연인이나 반려자의 것이 됩니다. 다시 말해, 부모님의 손을 잡을 일이 점점 더 없어지는 것이지요.

혹시 여러분은 언제 마지막으로 부모님의 손을 잡아 보았는지 생각이 나시나요? 만약 잘 기억이 나지 않으신다면, 다음번에 부모님을 뵐 때는 꼭 한번 부모님의 손을 잡아 보시라고 말씀드리고 싶습니다.

부모님의 손을 만져보면 정말로 많은 생각을 하게 됩니다. 손등과 손가락에 언제 이렇게 주름이 많아졌는지, 피부는 왜 이리 얇아지고 탄력이 없어졌는지, 손가락과 손아귀의 힘은 또 왜 이리 약해진 것인지……. 내가 기억하던 손의 모습이며 감촉이 지금 잡은 그것과 너무 달라져 버린 나머지, 생경하고 낯

설어서 가슴이 먹먹해집니다.

오래전 저희 할머니께서 살아계실 때, 저는 할머니의 손을 자주 잡아 드렸었는데요. 제가 할머니의 손을 만져드릴 때마다 할머니는 제 손과 당신의 손을 번갈아 보시면서 이렇게 말씀하시곤 하셨습니다.

"명주고름 같이 곱디고운 이 손도, 내맨키로 쭈글쭈글해지겠나? 니는 내맨키로 추접게 늙지 마레이."

그런데 얼마 전 잡아본 부모님의 손은, 그 시절 할머니의 손처럼 그렇게 늙고 힘없는 손이었습니다. 젊고 힘있던 부모님의 손이 이렇게 되기까지, 저는 왜 제대로 살펴보지 못했던 걸까요. 다시금, 또 한 번의 후회가 밀려옵니다.

손은 일상생활 속에서 다양한 작업들을 수행하는 데 꼭 필요한 신체기관임과 동시에, 인체의 축소판으로 불리며 건강상태를 비추는 거울이 되기도 합니다.

손에는 우리 몸에서 말초신경이 가장 많이 밀집되어 있으며 모세혈관도 집중되어 있기 때문에, 혈액 순환이나 신진대사에 문제가 생길 경우, 손을 잘 살핀다면 해당 문제를 조기에 파악할 수도 있습니다.

어르신들은 손의 저림이나 떨림 등을 많이 경험하시는데요. 어르신께서 직접 이런 증상에 대해 언급하지 않으시더라도 손을 자주 주무르시거나 수저 또는 필기구를 유연하게 사용하시지 못하시는 모습이 자주 관찰된다면, 손이 저리시거나 떨리시는지 여쭤보고 원인을 파악하여 조치를 취해야 합니다.

그리고 어르신의 손을 부드럽게 잡았을 때 부자연스러운 경직감이나 심한 악력 저하가 느껴진다면, 손에 있는 근육의 이상을 의심해 볼 수 있습니다. 이럴 경우 전문의와 치료사의 도움을 받아 증상을 개선할 수 있는지 확인해야 합니다.

그 밖에도 일상생활 중 손에 통증이 느껴진다거나, 냉감 또는 열감이 느껴진다고 호소하신다면, 전문의와 상의하여 적절한 치료를 받으시게 해 드려야 합니다.

뿐만 아니라 손은 주요 질병의 매개체가 되기도 하므로 위생 관리가 매우 중요합니다. 따라서 외출 후나 화장실 이용 후, 그리고 식사 전에는 다소 귀찮으시더라도 꼭 손을 씻어야 한다고 자주 말씀드려야 합니다. 또한 피부 보호와 습진 예방을 위해 손을 씻은 후에는 꼭 핸드크림을 바르시도록 권유합니다.

2) 발의 관리

신약성경을 보면 예수 그리스도께서 제자들의 발을 씻기신 일화가 나옵니다. 이 세족식 부분은 성경 전체에서 상당히 상징적이고 중요한 의미를 차지하는데요. 위에서 아래로 굽어보는 전통적인 신의 모습이 아니라, 무릎을 꿇고 인간의 가장 천하고 더럽게 여겨지는 부분을 씻기고 보듬는 다정하고 헌신적인 신의 모습을 보여주고 있기 때문이지요.

그런데 혹시 여러분은 부모님의 발을 씻겨 드린 적이 있나요? 아니면 적어도 부모님의 맨발을 보거나 만져 드린 적은요? 부모님의 발을 씻겨드리는 것은 고사하고, 맨발을 보신 적도 많지 않을 것 같습니다. 많은 어르신들이 발에 느껴지는 한기나 냉감 등으로 인하여 실내에서도 자주 양말을 착용하고 계시기 때문이지요. 그래서 일부러 양말을 벗겨서 확인하지 않고서는 어르신의 발이 건강한 상태인지 알기가 어려운 것입니다.

발의 건강은 보행 능력과 직접적으로 연결되는 만큼 매우 중요합니다. 하지만 많은 어르신들이 발 관리에 대해 중요하게 생각하지 않으실 뿐만 아니라, 스스로 발의 건강과 위생을 챙기시는 데에도 소홀하십니다. 따라서 어르신의 발 건강은 보호자가 특별한 관심을 가지고 지켜드려야 하는 항목이라 할 수 있습니다.

먼저 발의 피부 건강에 대해 말씀드리면, 발의 위생 상태가 잘 유지되고 있는지 무좀이나 티눈 등의 피부과 진료를 요하는 질환이 있는지 살펴보아야 합니다.

특별한 피부질환이 없더라도 노년기에 따른 피부 건조증이 심해져서 발의 피부가 갈라지거나 터서 자연스럽게 상처가 나는 경우도 자주 발생하는데요.

발을 자주 씻고 보습제를 잘 발라 주는 것만으로도 피부가 지나치게 건조해지는 것을 어느 정도 예방할 수 있지만, 기본적인 발 관리에 대한 개념이 부족한 어르신들에게는 이것 역시 쉽지 않습니다.

그리고 어르신들 중 당뇨병이 있으신 분이 상당히 많으신데요. 만약 당뇨병으로 투병 중인 어르신이라면, 특별히 더욱 발 건강에 주의를 기울여야 합니다. 혈당 관리가 잘 이루어지지 않을 경우, 발에 염증과 창상, 궤양 등의 병변이 나타날 수 있기 때문입니다.

이러한 증상을 가리켜 부르는 '당뇨발'은 당뇨병 환자 중 약 25% 정도가 겪을 정도로 흔하고 또 발생 위험이 높은 질환입니다. 그리고 당뇨발이 심각해질 경우, 흔하지는 않지만 다리를 절단하게 되는 상태에까지도 이를 수도 있습니다.

당뇨발이 생기는 이유는 당뇨병 환자에게 잘 나타나는 말초혈관질환이 다리와 발의 혈액 흐름을 방해하기 때문인데요. 이럴 경우 세포의 재생능력이 낮아져 감염이 되더라도 상처가 잘 회복되기 어렵습니다.

이토록 위험한데도 불구하고 당뇨병 환자들이 발의 상처를 방치하게 되는 이유는, 바로 당뇨병성 신경병증으로 인하여 발의 감각이 무뎌지기 때문입니다.

다시 말해, 발의 크기나 상태에 맞지 않는 불편한 신발로 인해 발에 압박이 가해지거나 발이 어딘가에 부딪혀서 상처를 입더라도, 상처가 깊어지거나 궤양으로 발전할 때까지 고통을 잘 느끼지 못하는 것이지요.

심지어 간혹 내성발톱이 살을 파고들어서 발가락에 염증이 생기고 곪는데도 불구하고 고통을 못 느끼는 분들도 계십니다.

사실 발 관리에는 크게 전문적인 기술이 필요하지 않습니다. 먼저 각질이나 굳은살이 있다면 제거해 드리고, 깨끗이 씻겨 드린 후 꼼꼼하게 발 전용 보습제(풋크림)를 발라 드리면 됩니다.

여기에 추가적으로, 발목과 발에 있는 관절과 힘줄의 가동 범위를 늘려 주기 위해서 부드럽게 마사지를 해 드리거나 스트레칭을 도와드리면 됩니다.

또한 발과 발가락에 감각이나 느낌이 잘 살아있는지, 혹시 발이 시리거나 저리거나 아프지 않으신지 여쭤봅니다. 아울러 발이 경직되어 있거나 발목과 발의 움직임이 부자연스럽지는 않은지, 그리고 발에 떨림이 있는지도 확인합니다.

마지막으로 발로 바닥을 딛고 보행을 하실 때 발꿈치가 바닥에 먼저 닿는지, 아니면 발바닥 전체로 바닥을 내딛으시는지도

살펴봅니다. 만약 발바닥 전체로 바닥을 딛으신다면 균형이 깨져서 넘어지기 쉬우므로 곁에서 주의 깊게 살펴야 합니다.

발 관리 시 주의할 점이 하나 더 있는데요. 어르신의 발을 관리해 드릴 때, 어르신의 발에 무좀과 같은 피부 질환이 있을 수도 있으므로 감염의 예방을 위해서 가급적 라텍스 장갑 등의 보호 장구를 착용하는 것이 좋습니다. 그리고 만약 무좀이나 피부질환이 발생한 것이 의심된다면 즉시 피부과에 모시고 가서 치료를 받으시도록 해야 합니다.

3) 손톱과 발톱의 관리

여러분들은 손톱과 발톱을 얼마나 자주 자르시나요? 요즘 많은 여성들이 정기적으로 '네일숍'을 방문해서 손발톱 관리를 받으시는데요. 다른 사람이 내 손과 발을 만져 주면서 정성껏 씻기고 각질도 제거해 주면서 손발톱까지 예쁘게 꾸며 주면 마치 공주님이라도 된 듯한 기분이 들겠지요.

여러분도 부모님께 이런 기분을 선사해 드릴 수 있습니다. 부모님의 손발톱을 직접 관리해 드리면서 말이지요.

가장 기본적인 손톱과 발톱의 관리는 적정한 길이를 유지하는 것에서부터 시작됩니다. 그러나 노인질환을 겪는 어르신들이 손발톱 길이를 적정하게 유지하기란 결코 쉬운 일이 아님니다.

손톱과 발톱을 다듬는 것은 상당히 세심하고 정교한 작업인데 어르신들은 일단 눈이 잘 안 보이시고, 손이 떨리시고, 허리도 잘 안 굽혀지시고, 다리도 잘 안 당겨지시기 때문에 스스로 손톱과 발톱을 다듬는 데 어려움이 많으신 것이지요.

손톱이 너무 길어지게 되면 손톱 밑에 이물질이 끼어 위생에 좋지 않을 뿐만 아니라, 의도치 않게 몸에 상처를 입힐 수도 있습니다.

그리고 발톱 길이가 길어지면 신발을 신을 때 발에 통증이 느껴질 수도 있고, 심하면 염증까지 생길 수 있습니다. 또한 길어진 발톱이 문턱 등에 부딪혀서 부러지면서 부상을 입을 수도 있습니다. 특히 당뇨병이 있는 어르신의 경우, 이런 문제가 발생하여 당뇨발까지 이어지지 않도록 주의를 기울여야 합니다.

어르신의 손발톱을 다듬어 드릴 때는, 따뜻한 물에 손과 발을 담가 손발톱이 충분히 부드러워지게 만든 다음에, 손톱깎이가 아닌 손발톱용 파일을 사용해서 갈아내는 방법이 좋습니다.

어르신들 중에 변색되고 변형된 손발톱을 가지신 분들이 꽤 많으신데요. 손발톱이 지나치게 두꺼워져 있거나 변색 또는 변색된 것이 관찰되면 손발톱 무좀을 의심할 수 있으므로, 피부과에 모셔 가서 검사와 치료를 받아야 합니다.

만약 부모님의 손발톱을 관리하는 것이 처음이라 너무 어렵게 느껴지신다면, 네일숍 데이트를 추천해 드립니다. 자연스럽게 부모님을 네일숍에 모시고 가서 함께 서비스를 받는 방법이지요. 네일숍을 선택할 때는 경험이 풍부하고 여러 형태의 손발톱을 많이 다루어 본 전문가가 있는 곳을 찾아가는 것이 좋습니다.

네일숍에서 관리를 받으면, 어르신의 기분도 전환시켜 드릴 수 있을 뿐만 아니라, 보호자 역시 전문가가 어떤 방식으로 손발톱을 관리하는지 지켜보면서 배울 수도 있고, 어르신의 손발 및 손발톱에 문제가 생기지 않았는지 객관적으로 관찰할 수도 있기 때문입니다.

특히 손발톱 관리 전문가들은 내성발톱과 같은 이상 형태나 손발톱에 발생할 수 있는 질환 등에 대한 기본 지식을 갖추고 계시기 때문에 어르신의 손발톱 건강에 대한 조언과 조치를 함께 제공해 주실 수 있고, 어르신의 손발톱 관리에 필요한 용품이나 관리 방법 등에 대한 안내도 해 주실 수 있습니다.

④ 의복의 선택과 관리

의복은 어르신의 체온을 유지하고 피부를 보호해 주는 데 매우 중요한 역할을 합니다. 그러나 잘못 선택하여 착용한 옷은 오히려 어르신의 몸에 무리한 압박을 주어 통증을 유발하거나, 얇고 연약해진 피부를 짓무르게 만들기도 합니다.

이렇게 옷이 몸을 압박하는 현상을 예방하기 위해서는 옷을 구매할 때 몸에 딱 맞는 것보다는 약간 여유가 확보될 수 있도록 반 치수에서 한 치수 정도 큰 것으로 구매하는 것이 좋습니다.

속옷을 선택할 때는 흡습성이 좋고 알레르기를 유발하지 않는 유기농 면 원단을 선택하고, 허리의 밴딩 부분이 부드럽고 잘 늘어나는 재질로 되어 있어 허리의 피부를 압박하지 않는 제품으로 골라야 합니다.

특히 하의 속옷의 경우, 허리 부위가 합성소재의 밴딩 바이어스 테이프로 되어 있는 제품보다는 면 원단이 고무줄을 감싸고 있는 제품이 좋은데요. 합성소재 원단이 피부에 닿아 알레르기 등을 일으키는 것을 예방할 수 있고, 어르신의 허리둘레에 맞게 고무줄을 교체하여 수선하는 것도 가능하기 때문입니다.

양말 역시 양말목이 발목을 꽉 조이면 발목이나 다리를 압박하여 혈액순환을 방해하거나 피부를 짓무르게 할 수 있으므로 발목 조임이 덜한 무압박 양말을 선택해야 합니다.

만약 어르신에게 무좀이 있거나 발가락 사이에 습진 등이 자주 발생한다면, 일반 양말보다는 발가락 양말을 착용하시는 것이 도움이 됩니다.

그리고 의외로 실내에서 양말을 신고 걷다가 미끄러져 넘어지는 낙상 사고가 자주 발생하는데, 이를 예방하기 위해서 밑바닥에 미끄럼 방지 처리가 된 양말을 선택하면 더욱 좋습니다.

상의는 단추가 없는 티셔츠나 풀오버 스타일보다는 단추나 지퍼가 있는 형태가 좋습니다. 많은 어르신들이 어깨나 팔 관절에 문제가 있으셔서 팔을 위로 들어 올리거나, 쭉 뻗는 동작을 하는 데에 어려움이 있으시기 때문인데요. 이럴 때 단추나 지퍼가 있으면, 어르신이 팔이나 어깨에 통증이나 부담을 느끼지 않고 훨씬 더 편하게 옷을 입으실 수 있습니다.

하의는 허리를 압박하지 않으면서 몸에 붙지 않고 바지통이 다소 넉넉한 디자인을 선택하는 것이 좋습니다. 또한 바지 길이가 너무 길면 바짓단을 밟고 넘어지실 수 있으므로, 반드시 어르신의 다리 길이에 맞추어 적절히 수선한 뒤 입으시도록 해야 합니다.

남성 어르신의 경우, 허리 치수의 변화로 인해 바지가 커져서 바지가 흘러내린다면 허리띠보다는 신축성이 있고 길이 조절이 가능한 멜빵을 사용하시는 편이 훨씬 더 편리합니다.

옷의 원단에 대해 말씀드리면, 상의와 하의 모두 신축성과 통기성이 좋은 제품으로 고르는 것이 좋습니다. 특히 어르신들의 연약한 피부는 습기에 매우 취약하기 때문에 체온 보호 효과가 좋으면서도 땀을 잘 배출하여 쾌적한 상태를 유지할 수 있도록 고안된 기능성 원단의 옷들을 추천합니다.

한편 어르신들의 옷을 구매할 때는 세탁의 편의성도 크게 고려해야 하는데요. 어르신들의 옷은 식사 중 음식물 흘림, 요실금이나 변실금, 노넨알데하이드 생성 등의 원인으로 잦은 세탁이 필요하기 때문입니다.

따라서 옷을 구입하기 전 옷에 부착된 '세탁 주의사항'을 꼭 살펴서 물세탁이 되지 않거나 세탁 시 특별한 주의가 필요한 옷들, 물빠짐이 심해서 다른 옷과 같이 빨기 어려운 옷들은 구입을 피해야 합니다. 그리고 되도록이면 물세탁이 쉽고 얼룩이 잘 생기지 않거나 얼룩이 쉽게 빠지는 원단으로 된 제품을 고르도록 합니다.

5. 자나 깨나 안전제일

① 낙상 주의

편찮으신 어르신들에게 있어서 안전을 지키는 일은 무엇보다 중요합니다. 특히 노인질환이 있는 어르신들은 균형감각,

방향감각, 인지기능, 지남력 시간, 장소, 사람을 올바르게 인식할 수 있는 능력 등이 크게 저하되어 계십니다.

게다가 보행에 필수적인 하체근력이나 관절건강 등이 크게 퇴행되셨기 때문에 조금만 땅의 평형이 맞지 않거나 바닥이 울퉁불퉁해도 쉽게 넘어지십니다.

또한 가정 내에서 문턱에 걸려서 넘어지시거나, 욕실에서 미끄러지시거나, 바닥에 깔아 놓은 담요를 밟고 미끄러져 넘어지시는 일도 비일비재합니다.

그런데 대부분의 어르신들이 골밀도가 낮기 때문에 넘어지실 경우 골절로 이어질 확률이 매우 높으며, 골절상을 입게 되면 와상 상태로 갈 가능성도 커지게 됩니다. 그리고 넘어지면서 머리를 다치시는 어르신들도 많은데, 심각한 부상은 돌이킬 수 없는 최악의 결과로 이어질 수도 있습니다.

최근 뵈었던 여성 어르신 중 홀로 댁에서 욕실 청소를 하시다가 미끄러져 뒤로 엉덩방아를 찧으신 후, 이차적으로 머리를 욕실 벽에 부딪혀 기절까지 하셨던 분이 계셨습니다.

어르신은 결국 뇌출혈, 척추 및 엉덩이뼈 복합골절이라는 진단을 받고 응급수술을 받으셨지만, 이후 몸을 전혀 움직이실 수 없는 상태가 되셔서 요양병원에서 치료를 받으시다가 결국 회복하지 못하시고 유명을 달리하셨습니다.

특히 여성분들은 골다공증이 심하신 경우가 많아, 넘어져 충격이 가해지면 뼈가 여러 조각으로 부스러지는 골절이 발생하기도 합니다.

여기에, 뼈가 재생되는 시간이나 속도도 매우 느리기 때문에 장기간 동안 신체조직을 회복시키기 위해 너무 많은 에너지를 사용하다 보면, 어르신의 건강이 급속도로 나빠지실 수 있습니다.

넘어짐 사고는 뜻밖의 장소에서 갑자기 일어나는 경우보다 자주 가는 곳, 자주 다니는 길, 집 내부에서 일어나는 경우가 더 많습니다.

따라서 어르신의 동선을 잘 살펴서 어르신이 밟거나 걸려 넘어질 수 있는 물건은 미리 치워두고, 높은 문턱 등은 평평하게 개조하는 것이 좋습니다.

어르신들이 욕실에서 높은 욕조를 타고 넘으시다가 크게 넘어지시는 경우도 많기 때문에 가급적 욕조는 철거하고 샤워 부스 등을 바꾸되, 이때도 역시 걸리는 턱을 없애고 미끄러지지 않은 바닥재로 교체하는 것이 좋습니다.

거실 바닥재도 접지력이 좋은 바닥재로 교체하는 것이 좋지만 만일 그렇게 하기 힘들다면, 미끄럼 방지 기능이 있는 양말을 신겨드리고, 최대한 미끄럼이 방지되는 카펫이나 푹신한 깔개 등을 까는 것이 좋습니다. 반면 미끄럼 방지 기능이 없는 깔개는 오히려 낙상 위험을 증폭시키므로 절대로 사용하지 말아야 합니다.

운동이나 산책을 하실 때는 가급적 보호자가 동행하는 것이 좋으나 만약 여건이 허락되지 않는다면, 목걸이나 팔찌 등에 보호자의 연락처를 새겨서 착용시켜 드리고, 반드시 휴대전화를 휴대하시도록 하여 언제든 보호자와 연락하실 수 있게 해 드려야 합니다.

최근 스마트폰이나 스마트워치 중 충격이 가해지면 자동적으로 비상연락망에 위치정보와 SOS 메시지가 함께 전송되는 기능이 탑재된 제품도 출시되어 있으므로, 잘 선택하여 활용하시는 방법도 추천해 드립니다.

② 상처와 통증

어르신들의 피부는 매우 얇고 연약해서 약한 충격에도 쉽게 상처를 입을 수 있습니다. 젊은 사람들에게 약간 피만 날 정도의 충격에도 어르신은 크게 다치실 수 있지요.

특히 노인질환이 있는 어르신들 중에는 신체 감각의 둔화로 인해, 손이나 발이 날카로운 물건에 찔리거나 둔탁한 곳에 부딪혀서 상처가 생겼음에도 통증을 잘 느끼지 못하고 그냥 방치하시는 분들도 계십니다.

하지만 그렇게 상처를 치료하지 않고 방치하게 되면 상처가 더 심해지거나 감염될 수도 있고, 심할 경우 파상풍이나 패혈증이 발생할 위험도 있기 때문에 보호자는 어르신의 몸에 혹여 상처가 나지 않았는지 종종 세심하게 살펴드려야 합니다.

어르신들의 피부는 정말 얇고 연약해서 댁에서 치료해 드리는 것이 쉽지가 않습니다. 한 가지 사례를 말씀드리면, 어떤 어르신께서 손등이 날카로운 물건에 찔렸는지 피가 나고 살짝 까져서 소독을 해 드리고 약을 발라 드린 후 일상적으로 많이 사용하는 일회용 밴드를 붙여드렸는데, 며칠 후 밴드를 떼는 과정에서 밴드접착제에 피부가 붙어버려서 살갗이 찢어진 경우도 있었습니다. 밴드를 붙였다 떼는 것도 어르신의 약한 피부에는 엄청난 자극이 되었던 것입니다.

따라서 가벼운 상처는 보호자의 처치가 가능하지만, 만약 상처가 깊거나 부위가 넓다고 판단되면 피부과 전문의와 상의하여 적절한 치료를 받아야 합니다. 약물 복용이 필요하다면 빠짐없이 복용하시도록 도와드리고 상처에 물이 닿지 않도록 주의해야 합니다.

다음으로 통증은 일반적으로 초기에 대응하는 것이 비교적 좋습니다. 통증을 방치해서 만성 통증으로 진행되면 통증이 장

기화 되면서 약물도 잘 듣지 않고, 어르신은 어르신대로 고생
하시게 되는 경우가 많기 때문입니다.

통증을 표현하는 것은 어르신들의 성향에 따라 다른데요. 작
은 통증에도 민감하게 반응하시거나 엄살이 심하신 분도 계시
는 반면, 통증이 있어도 내색하지 않고 자꾸 참으시는 분도 계
십니다.

따라서 어르신의 성향에 따라 통증의 경중을 가늠하여, 통증
이 심화되거나 큰 질환으로 이어지지 않도록 관리해 드려야 할
필요가 있습니다.

대부분의 어르신들은 편찮은 곳이 많아서 항상 통증을 호소
하십니다. 그러나 늘상 느끼는 신경통 외에 추가적으로 통증을
느끼는 부분이 생긴다면, 그 부분에 이상이나 병변이 발생했을
수도 있으므로 전문적인 검사를 받아볼 필요가 있습니다.

예를 들어, 머리가 아프다는 말씀은 안 하셨는데 어느 날부
터 갑자기 머리에 깨지는 듯한 통증이 생겼다면, 뇌혈관에 문
제가 생겼을 수도 있으므로 검사를 받아보시는 것이 좋습니다.
심각한 복통을 호소하신다면 장기에 심각한 문제가 생겼을 가
능성도 있으므로 신속히 병원으로 모셔야 합니다.

물론 병원에 가서 검사를 받으면 비용이 발생하겠지만, 방치
하다가 더 큰일이 생길 수도 있기 때문에 그래도 병원에 모시

고 가는 편이 바람직합니다.

아울러, 어르신이 평소에 규칙적으로 드셔야 하는 약물이 있다면, 반드시 복용 방법과 횟수 등을 잘 숙지하여 약을 빠뜨리거나 중복하여 드시지 않도록 잘 챙겨드려야 합니다.

③ 배회

여러분은 혹시 실종 어르신을 찾는다는 긴급문자를 받아 보신 적이 있으신가요? 저는 종종 그런 문자를 받아 보는데요. 내용을 잘 확인해 보면 대부분 실종 어르신에게 치매가 있다는 정보가 함께 기록되어 있습니다.

실제로 배회는 치매가 있는 어르신들에게서 자주 발견되는 증상으로, 어르신들을 큰 위험에 빠뜨릴 수 있는 주요 위험 요인입니다.

치매가 있는 어르신들은 대부분 '인지기능'과 '지남력'이 크게 저하되시는데요. 지남력에 문제가 생기면 지금이 몇 년도이고 계절은 어느 계절인지, 지금 내가 있는 곳이 어디인지, 그리고 나와 함께 있는 사람들은 누구인지 등을 올바로 인식하는 데 어려움을 느끼게 됩니다.

그러므로 만약 치매가 있는 어르신이 산책을 나가기로 맘을 먹고 집을 나서신다면, 길을 걸으시는 동안 지금이 하루 중 어느 때인지, 내가 있는 장소가 어디인지, 여기에 왜 와 있는 건지 등을 잊어버리게 되실 수 있는 것이지요.

그렇게 한번 길을 잃게 되면 집으로 되돌아가시고 싶어도 방향감각이 올바로 작동하지 않고 주위 환경도 낯설게 느껴지기 때문에 자꾸 다른 곳으로 발걸음을 옮기시게 되고, 그렇게 배회로 이어지게 되는 것입니다.

만약 어린 아이가 해가 진 후 길을 혼자 걷고 있다면 주변의 이목을 끌게 되어 어느 누구라도 관심을 가지고 아이를 도우려고 하겠지만, 치매 어르신들은 겉보기에 정상적인 성인으로 보일 수도 있기 때문에 홀로 배회를 하시더라도 주위 사람들이 그냥 지나쳐 버리기 쉽습니다.

특히 치매가 있는 어르신들은 현재보다 과거의 기억을 더 많이 가지고 계시기 때문에 과거에 익숙했던 장소나 동네, 과거에 알던 사람 등을 찾으려는 욕구를 느끼시기도 하는데요. 이렇게 과거를 그리워하는 심리 상태가 배회로 이어지는 요인이 되기도 합니다.

또한 치매, 알츠하이머, 우울증 등을 겪는 어르신들에게 간혹 발생하는 '일몰증후군'으로 인해 배회가 발생하기도 합니다.

일몰증후군이란, 해가 지고 주위가 어두워지는 시점에 치매 증상이 급격히 악화되는 현상으로, 많은 치매 어르신들이 오전이나 낮 시간대에 비교적 안정적인 모습을 보이시다가 늦은 오후나 저녁때가 되면 불안정하고 흥분된 상태를 보이시거나 우울감 또는 망상이 증폭되는 현상을 경험하게 되십니다. 따라서 정신이 혼란스러워진 상태에서 집밖으로 나가시다 보니 배회로 이어질 수 있는 확률도 더욱 커지는 것이지요.

치매가 있는 어르신의 배회는 의도되고 준비된 외출이 아니기 때문에 여러 가지 큰 위험이 뒤따르기 마련인데요. 추운 계절에 배회를 하시다가 저체온증에 빠지실 수도 있고, 어두운 골목 등을 전전하시다가 범죄의 표적이 되거나 교통사고를 당하실 수도 있습니다.

그리고 상상하기도 싫은 일이지만, 실제로 배회를 하다 실종된 어르신이 가족들 품으로 영원히 돌아오지 못하는 최악의 상황이 발생하기도 합니다.

그렇다고 해서 배회를 예방하기 위해 보호자가 어르신을 24시간 감시하는 것은 현실적으로 불가능한 일이지요. 따라서 치매 어르신을 댁에서 모시는 가족은 주간에는 노인주간보호센터에 어르신의 돌봄을 위탁하고, 야간에는 직접 보살피는 방식을 선택하는 경우가 많습니다.

그런데 만약 어르신께서 가족들이 모두 잠든 늦은 밤에 홀로 집을 빠져나가 배회를 하신다면 정말 큰일이 아닐 수 없겠지요. 그래서 이를 막기 위해 부득이하게 어르신께 용량이 높은 수면제를 드리거나, 어르신께서 주무시는 방 밖에 추가 잠금장치를 하는 보호자들도 계십니다.

이런 고충은 당해 본 사람만 아는 것이기 때문에 무엇이 옳고 그른지는 말하기 어렵습니다. 다만 각자 상황에 맞게 선택할 따름이지요.

인구 고령화에 따라 치매 환자가 급증하고 있는 시점에서, 배회하는 치매 어르신을 댁으로 돌려보내는 문제는 비단 한 가정의 문제가 아닌 전 국가적 문제가 되었습니다. 이에 따라 치매 환자가 이용할 수 있는 각종 제도들을 안내해 드리겠습니다.

1) 경찰청 신상정보 사전 등록제

먼저, 치매 환자의 지문, 사진, 보호자 연락처 등의 신상정보를 경찰청 시스템에 등록할 수 있습니다.

2) 인식표 부착

치매안심센터에서 실종 위험이 있는 치매 환자와 60세 이상 어르신을 대상으로 보급하는 무료 인식표를 신청할 수 있습니다. 어르신의 옷이나 자주 사용하는 물건 등에 인식표를 부착하면 실종 어르신을 찾는 데에 도움이 될 수 있습니다.

만약 길에서 배회가 의심되는 어르신의 옷에 인식표가 부착되어 있다면, 즉시 경찰청112에 제보하여, 경찰관이 어르신의 인식표 고유번호를 확인한 후, 가정으로 인계할 수 있도록 해야 합니다.

3) 치매체크 앱

스마트폰에 치매체크 앱을 설치하여 치매 어르신과 보호자 간의 스마트폰 매칭을 통해 실시간으로 어르신의 위치를 확인할 수 있습니다. 만약 어르신이 안심 구역을 벗어나실 경우, 보호자에게 알림이 가므로 조기에 조치를 취할 수 있습니다.

4) 배회감지기

배회감지기에는 목걸이형, 손목밴드형, 열쇠고리형, 허리벨트형, 매트형 등의 여러 형태가 있는데요.

매트형은 집 현관 바닥 등에 깔아 두고 어르신께서 밟으시면 보호자에게 알림이 가는 방식의 감지기이며, 그 외의 형태는 치매 어르신의 신체에 착용하거나 소지품에 부착할 수 있는 일종의 GPS 장치로 어르신의 실종 시 현재 위치를 알려주는 감지기입니다.

배회감지기의 효과는 생각보다 매우 우수하므로, 배회감지기를 착용하면 어르신의 실종 가능성이 크게 감소합니다.

5) 실종 시 대처요령

- 실종 시 경찰청112에 즉각 신고합니다.
- 어르신이 평소 자주 가시던 곳을 찾아봅니다.
- 어르신이 가시고 싶어 하셨던 장소나 과거에 실종되었을 때 발견된 경험이 있는 장소를 찾아봅니다.
- 어르신이 과거에 사셨던 지역이나 추억이 깃든 장소를 찾아봅니다.
- 어르신과 가까이 알고 지내던 지인들에게 연락합니다.
- 중앙치매센터 홈페이지 또는 치매체크 앱에서 실종 어르신과 유사한 무연고인이 계시는지 확인합니다.
- 중앙치매센터 홈페이지 또는 치매체크 앱에서 실종 어르신 찾기에 사용할 무료 홍보물 제작경찰청에 실종 신고를 접수하면, 실종 발생일로부터 1주일 경과 후 신청자에 한해 전단지 4,000장, 스티커 1,000장, 현수막 1개를 제작 지원함을 신청할 수 있습니다.
- 경찰서에 유전자 검사보호시설 및 정신의료기관의 무연고 치매 노인 유전 정보와 실종 어르신 가족의 유전 정보 대조를 요청합니다.

6. 이상 행동 양상과 대처

어르신을 돌보는 데 있어서 가장 힘든 요인 중 하나가 바로 어르신의 이상 행동입니다. 사실 몸이 아무리 불편하더라도 이상 행동만 없다면 어르신을 돌보는 데 무리가 없을 것 같다고 호소하시는 보호자분들이 많을 만큼, 어르신의 이상 행동은 돌봄의 어려움을 심각하게 가중시키는 문제 요인이라 할 수 있습니다.

이상 행동의 원인은 크게 신체적 통증이나 불편감에 의한 것, 감정과 정서의 변화로 인한 것, 뇌신경 질환과 연관된 것들로 나누어 볼 수 있습니다. 그런데 어르신들에게서 나타나는 이상 행동은, 이 중 두 가지 이상의 원인에 복합적으로 기인한 경우가 대부분입니다.

쉽게 설명드리면, 몸이 불편하고 아프니까 짜증이 나고, 그래서 성격이 예민하게 변하면서 말투나 행동이 달라지는 것이지요. 여기에 섬망, 파킨슨병, 치매와 같은 뇌신경계 질환까지 더해지면, 인지장애, 환시, 환청, 환후, 환각 등의 증상으로 인해 이상 행동의 스펙트럼이 매우 다양하고 넓어지게 됩니다.

이러한 이유로, 이상 행동 또한 하나의 패턴으로만 나타나지는 않으며 그 대처법도 획일화될 수 없습니다. 따라서 여기에서는 노인질환을 가진 어르신들이 나타낼 수 있는 이상 행동 중에서도 가장 빈번하게 관찰되는 현상 위주로 말씀드리고자 합니다.

① 식사 거부

일단 식사 거부 행동이 나타나면 어르신께서 식사를 거부하시는 원인을 제대로 파악해야 합니다.

어르신과의 의사소통에 문제가 없다면, 음식이 입에 맞지 않으신지, 입안에 염증이나 통증이 있으신지, 틀니가 맞지 않는지, 속이 불편하신지, 변비가 있으신지, 삼키는 것이 어려우신지 등을 상세히 여쭤보고 해당 문제를 해결하여 식사를 계속하실 수 있게 도와드릴 수 있습니다.

그러나 어르신께서 말씀을 잘 못하시거나 의사 표현에 어려움을 느끼신다면, 보호자가 할 일이 좀 더 많아집니다. 음식의 종류를 이것저것 바꾸어 권해 보고, 치과와 내과 등에 모시고 가서 문제가 있는지 알아보고, 그래도 안 되면 삼킴장애 검사를 받아보시도록 해야 합니다.

가장 답답한 순간은 이렇게 다방면으로 노력을 기울였는데도 아무런 문제가 발견되지 않고 어르신은 계속 식사를 거부하는 상황입니다. 이럴 때 보호자는 마치 말이 전혀 통하지 않는 영아가 계속해서 이유식을 거부할 때 어떻게 해야 할지 모르는 어머니의 심경이 됩니다.

이럴 때는 별로 씹지 않아도 되는 죽 등을 잘 식혀서, 잠시 어르신의 주의를 다른 곳으로 돌려 살짝 입을 벌리시게 한 다음 얼른 한 숟가락 집어넣고, 삼킴장애 재활운동 중 하나인 멘델슨 메뉴버 등을 보호자가 임의로 실시하여 음식물이 식도로 넘어가도록 만들 수 있는데요. 이런 방식으로 반 공기 정도의 죽을 1~2시간 안에 드시게 할 수 있습니다.

그러나 이러한 방법을 사용했음에도 음식물을 지속적으로 뱉어 내시거나 끝끝내 음식물 삼키기를 거부하신다면, '콧줄'이라고도 불리는 '비위관'을 삽입하여 환자식을 강제로 주입할 수밖에 없습니다. 그런데 식사를 위한 콧줄 삽입과 관리는 전문적인 의료행위에 해당하므로, 어르신의 상태가 이 정도에 이르면 어쩔 수 없이 요양병원에 입원하시게 되는 경우가 대부분입니다.

② 환각

환각은 실제 존재하지 않는 감각이 느껴지는 것으로, 없는 것이 보이거나 사물 또는 사람이 왜곡되어 보이는 '환시', 실재하지 않는 소리가 들리는 '환청', 나지 않는 냄새가 맡아지는 '환후', 실재하지 않는 촉감이 느껴지는 '환촉', 실재하지 않는 맛이 느껴지는 '환미' 등이 있습니다.

환각은 섬망, 치매, 파킨슨병 등의 뇌신경계 질환을 앓고 계신 어르신들에게 상당히 흔하게 나타나는 현상입니다.

1) 환시

환시를 경험하는 어르신들은 존재하지 않는 사물이나 사람을 보시기도 하고, 실제로 있는 사물이나 사람을 왜곡된 모습으로 보시기도 합니다.

또는 실제로 일어나고 있지 않은 일이 영화처럼 눈앞에 펼쳐져서 그 상황의 관찰자가 되거나, 그 상황의 일부가 된 것으로 착각을 일으키고 행동하실 때도 있습니다. 가상현실 체험용 기기를 착용하지 않았는데 홀로 가상현실 체험을 하고 계신 것처럼 말이지요.

만약 환시를 통해 그리워하는 사람이 나타나거나 즐겁고 행복했던 장면이 연출된다면 그나마 다행이지만, 무서운 괴물이나 악마 등의 존재가 실체처럼 눈에 보이고, 끔찍했던 경험이나 장면이 눈앞에 펼쳐져 마치 자신이 그 일부가 된 것처럼 느껴진다면, 엄청난 공포감이 몰려올 것입니다.

또한 주위에 있는 사람들이 마치 자신을 공격하는 것처럼 왜

곡되어 보이는 경우, 자신을 방어하기 위해 상대를 공격해야 한다는 생각을 하게 될 수도 있습니다.

따라서 환시 증세가 있는 어르신들 중 많은 분들에게서, 긴 강하실 때 나타나지 않았던 폭언, 폭행, 공황발작 등의 이상 행동이 함께 관찰되기도 합니다.

심지어 병원에 입원 중인 환자들의 경우에는, 환시로 인해 두려움을 느껴 인공호흡기 같은 주요 생명유지 장치나 몸에 꽂혀 있는 주사바늘을 스스로 뽑아 버리고 어디론가 달아나거나 숨으려고 하는 분들, 다른 환자나 의료진이 자신을 해치려고 한다고 착각하여 위협하거나 공격하는 분들도 계십니다.

2) 환청

여러분은 듣고 싶지 않은 소리가 계속해서 들린다면 어떤 느낌이 들 것 같으세요? 아마 반드시 그 소리의 원인을 찾아내어 멈추게 하고 싶으실 겁니다. 특히 우리나라에는 층간소음 문제가 심각한 만큼 많은 분들이 소음에 대해서만큼은 아주 크게 공감하고 계실 텐데요.

봉준호 감독의 영화 〈플란더스의 개〉를 보면 아파트단지 내에서 하루 종일 개가 짖어대는 소리를 참다못한 주인공이 결국 그 개를 처리하기로 마음먹는 장면이 펼쳐집니다.

그만큼 원치 않는 소리가 계속 들리는 것은 사람의 정신을 파괴할 수 있을 만큼 강력한 공해가 될 수 있겠지요. 그런데 만약 실존하지 않는 소리가 나에게만 들린다면 과연 어떤 기분일까요?

얼마 전 제가 살고 있는 아파트에 119 구조대가 출동한 적이 있습니다. 고령의 한 어르신께서 신고를 하셨기 때문인데요. 어르신은 엘리베이터에 아이가 갇혀 울고 있다고 하셨습니다. 그러나 실제로는 엘리베이터가 정상 작동을 하고 있었고 아이가 갇혀 있던 적도 없었지요.

하지만 어르신께서는 구급대원을 붙들고 "지금도 아이가 구해 달라고 우는 소리가 들리고 있다"며 빨리 아이를 도와달라고 계속 호소하셨습니다.

알고 보니 이 어르신에게는 아파트 관리실에 여러 차례 신고를 한 전적이 있었는데요. 아파트 위층에 사는 아이가 밤마다 뛰어다녀서 잠을 잘 수 없다는 층간 소음 관련 신고가 주를 이루었습니다. 어르신의 위층은 수개월 동안 사람이 살지 않는 빈집이었는데 말이지요.

어르신은 가족 없이 홀로 사시는 분인데, 아무래도 섬망이나 치매가 있으신 것으로 의심되어 결국 아파트 관리사무소에서 행정복지센터의 담당 공무원에게 자문을 구하였고, 담당 공무원이 자녀들에게 연락을 드려 조치를 취하도록 하였습니다.

이 어르신의 환청은 그나마 위험하지는 않은 편이지만, 환청으로 인해 어르신들이 위험한 상황에 빠지게 되는 사례도 상당히 많습니다.

실제로 많은 어르신들이 환청을 듣고 길에 뛰어든다거나 자해를 하는 등의 위험 행동을 하시는 경우가 적지 않고, 아무 말도 하지 않고 제 갈 길을 가는 행인에게 자신을 비웃고 욕했다며 느닷없이 공격을 하시는 경우도 있습니다.

3) 환후와 환미

노인질환이 있는 어르신들과 함께 지내다 보면, 아무런 냄새가 나지 않는데도 불구하고 자꾸 어디에서 무슨 냄새가 난다고 말씀하시는 경우가 있습니다.

이러한 환후는 과거의 경험에서 맡았던 냄새를 소환해 오시는 것이라 생각하면 쉬운데요. 좋은 냄새보다는 안 좋은 냄새가 난다고 말씀하시는 경우가 더 많습니다.

만약 화재 현장에서 나는 것 같은 고약한 냄새가 난다고 말씀하셨다면, 실제로 어르신이 과거에 화재를 경험하셨을 가능성이 있는 것이지요.

다행히 환후는 환시나 환청보다 지속력이 길지 않은 편이지만, 어르신에 따라서 반복적이거나 지속적인 환후를 경험하는 분도 계실 수 있습니다.

한편 환미는 실재하지 않는 미각이 느껴지는 현상으로, 주로 식사 시간에 환미를 경험하는 어르신이 많으십니다.

만약 어르신이 아무런 간이 되어 있지 않은 흰죽을 한 입 드셔 보고는 너무 짜서 혹은 매워서 못 먹겠다고 말씀하시거나, 음식에서 이상한 맛이 난다고 말씀하시면서 독극물을 탄 것 아니냐고 화를 내거나 의심을 한다면 환미를 경험하고 계실 가능성이 높습니다. 심지어 환미 때문에 자신이 독살을 당할 위험에 처해 있다고 생각해 아예 식사를 거부하는 어르신도 계십니다.

4) 환촉

환촉은 실존하지 않는 촉각이 느껴지는 것입니다. 환촉을 경험하는 어르신들은 어떠한 것에 접촉해 있지 않은 상태에서도, 피부에 무언가 닿는 느낌, 벌레가 기어가는 듯한 느낌, 전기가 통하는 느낌 등이 있다고 말씀하십니다.

침대 시트 밑에 아무것도 없는데도 불구하고 무언가 날카로운 물체가 있어서 누웠을 때 자꾸 찌르는 느낌이 든다고 말씀하신다면 환촉이 아닌지 의심해 볼 수 있습니다.

지금까지 설명해 드린 바와 같이 어르신께서 환각으로 인하여 이상 행동을 보이신다면, 반드시 정신과 전문의에게 도움을 받아 해당 증상을 경감시킬 수 있는 약물을 복용하시도록 해야 합니다.

경우에 따라 보호자가 수면제 등의 약물을 임의대로 어르신에게 드리기도 하는데, 이렇게 하다가 증상이 더욱 악화될 수 있고 다른 증상이 추가될 수도 있기 때문에, 모든 약물은 반드시 정신과 전문의의 진료를 거친 후 처방받은 것만 어르신께 드려야 안전합니다.

그리고 또 하나, 어르신이 환각 증상을 보이실 때 그런 게 어디에 있느냐고 어르신을 나무라거나, 이상한 소리 좀 그만하라고 하며 어르신과 다투는 보호자들이 상당히 많습니다.

그런 상황이 되면 보호자 입장에서는 당연히 부정적인 반응을 보일 수밖에 없겠지만, 어르신의 말씀을 부정하는 태도는 화만 돋울 뿐 좋은 해결책이 될 수 없다는 사실을 명심해야 합니다.

그보다는 어르신이 무서워하시면 그냥 꼭 안아드리고, 만일 누군가 다른 사람이 집에 들어왔다고 말씀하시면 "누가 있다고 그래요? 아무도 없는데?"라고 솔직하게 반응하기보다는, 그냥 "제가 얼른 내보낼게요. 안심하세요"라고 안심시켜 드리는 것이 좋습니다.

그러나 어르신께서 약물을 복용하셨음에도 증상에 호전이 없거나 약물 복용을 거부하시고 지속적으로 위험행동을 하신다면, 보호자의 통제만으로는 어르신과 주변인들의 안전을 보장하기 어려운 상태로 판단할 수 있습니다.

이러한 경우, 정신과 전문의와 상의하여 약물의 용량을 높이거나 경구 투여 방식 외의 약물을 사용할 수도 있고, 신체보호대 등의 기구를 사용할 수도 있습니다.

여기서 잠깐!

섬망이란?

섬망Delirium은 신체 질환, 약물, 술 등으로 인해 뇌에 전반적인 기능장애가 발생하는 증후군으로, 주의력 저하, 의식 수준 및 인지 기능 저하, 환시, 환청, 환후 등의 지각 장애, 비정상적인 정신운동 활성, 수면 주기의 변화, 행동장애, 지각장애, 기분의 급격한 변화 등의 증상을 동반합니다.

섬망의 진단

섬망의 진단은 정신과 전문의가 담당하며, 진단 기준은 다음과 같습니다.

- 주의력 및 의식의 저하
- 단기간에 걸쳐 발생

- 하루 중에도 수시로 심각도가 변동됨
- 추가적인 인지 장애 (기억력, 시공간 능력, 언어 능력)
- 혼수상태에서 발생하지 않음

섬망과 치매의 차이점

- 섬망은 진행 속도가 빠르고 급속하게 나빠지는 데 반하여, 치매Dementia 는 발병 및 진행 속도가 느림
- 섬망은 환경의 변화에 따라 초조, 경련, 떨림, 불안, 환각 증세를 보이는 반면, 치매는 주변 환경에 크게 영향을 받지 않음
- 섬망은 수일 이내 호전되기도 하고 증상의 변화가 심한 반면, 치매는 한 번 발생하면 증상의 큰 변화 없이 지속됨
- 섬망은 회복 가능성이 높지만 치매는 회복이 어려움

③ 사실의 왜곡

노인질환을 겪는 어르신들의 보호자분들에게서 흔히 듣는 말씀 중의 하나가 바로 어르신들이 거짓말을 자주 하신다는 말씀입니다. 사실 저도 어르신들이 사실과 다른 말씀을 하시는 것을 거의 매일 목격하고 있는데요.

가장 자주 하시는 말씀이 "밥을 안 준다", "나를 때린다", "내 돈을 가져간다", "내 통장을 훔쳐간다", "내 음식에 독을 넣는다"처럼 보호자, 가족, 가까운 지인으로부터 학대, 편취, 살해 위협 등을 당하고 있다는 하소연입니다.

그 밖에도 누군가가 본인을 감시한다거나 자신이 집을 비우면 도둑이 와서 물건을 훔쳐 간다는 등과 같이 불상의 누군가로부터 감시를 당하거나 범죄 피해를 당하고 있다는 말씀도 자주 하십니다.

이런 증상은 앞에서 설명 드린 환각의 연장선상에서 나타나기도 하고, 환각이 없는 상태에서 독립적으로 나타나기도 하는데요. 보호자들이 가장 난감해 하는 부분은 바로 어르신이 처음에 이런 말씀을 하실 때, 진짜 그런 일이 있었는지 진위 여부를 판단하기 어렵다는 것입니다.

특히 어르신에게 노인질환이 발병했다는 것이 밝혀지기 전에 이런 증상이 나타나면, 대부분의 가족들이 어르신의 말씀을 있는 그대로 받아들이기 때문에 자칫 가족들 간에 불화가 일어날 수도 있습니다.

실제로 큰아들 내외와 함께 사시던 어르신이 다른 자녀들에게 "큰며느리가 밥을 주지 않고 매일 나를 때린다. 그리고 틈만 나면 왜 죽지 않고 살아 있느냐고 고함을 친다"고 이야기를 하셔서 자녀들 간에 큰 다툼이 벌어진 사례가 있었습니다.

나중에 어르신에게 치매가 있다는 것이 밝혀졌지만, 큰아들 내외와 다른 자녀들은 이미 사이가 벌어질 대로 벌어져 버린 뒤였고, 심지어 형제들 중에는 어르신의 말씀을 사실로 받아들여 다시는 큰형 내외를 보지 않겠다고 절연을 선언한 분도 계셨습니다.

또 다른 사례는 주간보호센터에 다니시는 어르신의 사례인데요. 보호자가 직장생활을 해야 해서 낮 동안 주간보호센터에 어르신의 보호를 의뢰했는데, 어르신이 저녁에 오셔서 "(센터에서) 하루 종일 밥도 주지 않고, (나를) 구석에 앉혀 놓고 벌을 세웠다"고 주장하셨다고 합니다.

놀란 보호자가 센터에 연락을 했고 센터에서는 보호자에게 어르신께서 '식사를 하시는 모습', '즐겁게 활동을 하시는 모습', '재활 운동을 하시는 모습' 등을 찍은 사진을 보냈습니다. 이런 일이 비일비재하기 때문에 센터에서는 사전에 보호자의 동의를 구하고 어르신들의 하루 일과를 사진으로 기록해 둔 것이었지요.

그런데 이런 증상을 어르신이 거짓말을 하시는 것이라고 볼 수 없는 이유는 어르신은 정말로 자신이 그러한 피해를 당하고 있다고 믿고 있을 수 있기 때문입니다. 피해망상도 대표적으로 섬망, 치매, 파킨슨병 등과 같은 각종 노인질환에서 상당히 흔하게 발현되는 증상이니까요.

그 외에도 정말 사소한 것부터 심각한 내용까지 어르신들의 사실 왜곡은 그 종류와 양상이 다양합니다. 따라서 노인질환을 앓고 계신 어르신께서 다소 받아들이기 힘들거나 믿기 어려운 내용의 이야기를 하신다면, 어르신 앞에서는 적절하게 이를 수긍하는 반응을 보여 드린 다음, 사실 여부를 따로 확인하여 조치를 취할 필요가 있습니다.

④ 수면 주기의 변화

노인질환을 겪고 계시는 어르신들 중 상당수에서 수면주기의 변화가 발견됩니다. 일반적으로 낮에 활동하고 밤에는 주무시는 것이 정상이지만, 많은 분들이 한참 주무실 밤 시간에 잠을 이루지 못하고 깨어 계십니다.

밤에 잠을 잘 못 자다 보니 낮에 피곤해져서 낮잠을 주무시게 되고, 이러한 습관은 또다시 야간 수면을 방해하게 되어 수면주기가 완전히 뒤틀려 버리는 악순환이 반복됩니다.

그런데 밤에 주무시지 않고 집 안에서 돌아다니는 것은 그나마 양호합니다. 어떤 어르신들은 새벽에 집 밖으로 나가서 배회하기도 하십니다. 이때 보호자나 다른 가족들은 한참 잠을 자고 있는 시간이므로, 어르신이 밖으로 나가셨다는 사실을 일찍 발견하기가 매우 어렵습니다.

어르신이 야간에 밖으로 나가서 배회하실 경우, 인적이 드문 곳에서 범죄의 대상이 되실 수도 있고, 어두운 골목이나 도로

에서 교통사고를 당하실 수도 있으며, 약해진 지남력으로 인해 집을 찾기도 어려운 탓에 집으로 가는 길을 잃어버리실 수도 있습니다.

따라서 가급적 어르신이 낮에 활동을 많이 하시도록 유도하여 밤에는 숙면을 취하시도록 도와드리는 것이 좋습니다. 만약 밤에 잠을 못 자고 집 밖에서 배회를 하는 등 이상 행동을 할 가능성이 있는 어르신들에게는 정신과 상담을 거쳐 수면제를 복용하시게 하는 것도 필요합니다.

⑤ 특정 행동의 반복

노인질환을 겪으면서 인지능력과 기억능력이 현저하게 떨어지는 어르신들이 많으신데요. 특히 현재 상황에 대한 기억력과 판단력이 매우 흐려지시는 데 반해, 과거의 특정 기억은 또렷하게 잘 떠올리시는 경우가 많습니다. 따라서 과거에 대한 말씀을 자주 하시거나, 과거에 했던 행동을 재현하시는 경우가 많으십니다.

그런데 어르신들 중에서 기억의 지속력이 극도로 짧은 분들이 계시는데요. 방금 전 하셨던 말씀이나 행동을 기억하지 못한 채 또 하시고, 또 하시고, 또 하시고…… 이렇게 했던 행동을 자꾸만 되풀이하십니다.

문제는 이런 반복의 지속 시간입니다. 저는 개인적으로 〈소양강 처녀〉의 앞 소절인 "해 저문 소양강에 황혼이 지면", 이 부분을 네 시간이 넘게 부르시던 어르신이 가장 기억에 남습니다. 탁자를 두 시간 넘게 일정한 박자로 두드리시거나, 똑같은 말씀을 수천 번 넘게 반복하셨던 분들도 계셨고요.

만약 누군가 여러분 곁에서 네 시간 동안 같은 구간을 반복해서 노래를 부르신다고 생각해 보세요. 어떤 기분이 드실 것 같으신가요? 속된 말로 아마 미치기 일보 직전까지 갈 수도 있습니다.

혹시 어르신이 댁에서 이런 행동을 하신다면 보호자나 가족들만 참으면 되지만, 요양병원에서 다른 어르신들과 함께 지내신다면 같은 병실을 사용하시는 다른 어르신들에게도 엄청난 피해가 됩니다.

이런 경우 어쩔 수 없이 약물 요법을 적용할 수밖에 없는데요. 보호자들 중에는 이러한 약물 요법에 강력히 반대하시는 분들이 많습니다. 정작 본인도 어르신께서 하루 종일 같은 말과 노래를 되풀이하신다면 참기 어려우실 텐데 말이지요.

⑥ 폭언과 폭행

폭언과 폭행은, 앞에서 몇 번 설명해 드린 적이 있습니다만,

정말 누구도 쉽게 익숙해지지 않는 큰 문제입니다.

만약 어르신께서 지속적으로 폭언을 하시거나, 자해를 시도하시거나, 보호자 또는 주위 분들에게 위협이나 폭행을 가하려하시거나, 실제로 폭력을 행사하신다면, 어르신 본인뿐 아니라 가족이나 주위 사람들에게도 위험한 상황이라 판단할 수 있습니다.

이럴 때는, 반드시 정신과 전문의와 상의하여 어르신과 주위 사람들의 안전을 보장할 수 있는 방법을 찾아야 하는데요. 그것이 약물치료가 될 수도 있고, 신체보호대의 사용이 될 수도 있으며, 심각할 경우, 정신과 병동 입원이 될 수도 있습니다.

어르신의 정신건강이 악화되었다고 판단될 경우, 정신건강위기상담센터1577-0199 및 각 지역에 위치한 정신건강복지센터에 상담을 받을 수 있습니다.

그리고 정신과 치료비나 입원비가 부담될 경우, 보건복지부에서 실시하는 정신질환자 치료비 지원 정책에 대해 상세히 알아보시고, 지원을 받아서라도 어르신께서 꼭 치료를 받으실 수 있도록 조치해야 합니다.

⑦ 사람 잡는 무관심과 방치

얼마 전, 노인질환을 앓던 어르신과 그 어르신을 홀로 돌보던 딸이 함께 집안에서 숨진 채 발견되었다는 비통한 뉴스를 전해 들었습니다.

더더욱 충격적인 것은, 어르신의 다른 자녀들이 장애인인 형제 한 사람에게 돌봄의 책임을 모두 전가한 채, 어떤 지원도 하지 않고 방치했었다는 사실이었습니다.

관내 담당 사회복지 공무원도 이 두 분의 상황을 전혀 몰랐고, 결국 숨진 두 분은 정부로부터도 아무런 지원을 받지 못했습니다.

그런데 제가 듣고 본 바에 따르면, 이렇게 돌봄과 지원의 사각지대에 놓인 어르신들이 상당히 많이 계십니다. 도저히 혼자서 지내실 수 없는 상태임에도 불구하고 홀로 지내시는 어르신들도 많고, 혼자서 돌봄의 책임을 모두 떠안아야 하는 보호자들도 많습니다. 우리 사회가 점점 더 개인주의적으로 변해갈수록, 이런 분들은 점점 더 증가하게 될 것입니다.

제가 거듭 강조한 바와 같이, 노인질환이 있으신 어르신을 가까이에서 보살피는 것은 결코 단순한 일이 아닙니다. 완벽하게 해낼 수 있는 일은 더더욱 아니고 누군가 홀로 감당할 수 있는 일도 아닙니다.

그러므로 여러분의 부모님께서 노인질환을 가지고 계신다면, 경제적 부담과 실제적인 돌봄을 제공해야 하는 부담이 어느 한 분에게 편중되지 않도록, 부디 형제들과 잘 상의하셔서서 최대한 적절한 조치를 취하셔야 합니다.

반드시 명심하세요. 여러분의 무관심과 방치가 부모님과 형제를 죽게 만들거나, 죽고 싶을 정도로 비참하게 만들 수 있습니다.

만약 여러분이 부득이하게 모든 부담을 혼자서 감당할 수밖에 없는 상황에 처하셨다면 절망하지 마시고, 관내 행정복지센터의 사회복지 담당 공무원과 상의하여 정부가 마련한 지원책에 어떤 것들이 있는지 알아보고 최대한 활용하시기 바랍니다.

또한 여러분께서 교회 등의 종교 기관에 속해 있으시다면, 담임 목회자 또는 해당 기관의 장과 상담하시고, 해당 기관에 속한 다른 신도들에게 관심과 지원을 요청하는 것도 적지 않은 도움이 될 수 있습니다.

제4장

병원

: 요양병원에서의 생활

요양병원에 관한 내용은 이 책의 본래 기획 의도에서 빠져 있었습니다.

즉, 책을 집필하기 전 제가 세웠던 계획안에는 어르신의 노인질환 발생 여부를 감지하기 위한 징후, 어르신을 보살피기 위한 준비, 실제적 돌봄을 제공하는 보호자를 위한 조언만이 포함되어 있었습니다.

그러나 책을 쓰는 동안 주위의 많은 분들로부터 요양병원의 특수성이나 입원 후의 생활 등에 대해 다양한 질문을 받으면서, 많은 분들이 요양병원에 대하여 궁금해 하신다는 사실을 깨닫고 요양병원 관련 내용을 추가하기로 결정하였습니다.

병원에서 일하는 사람의 입장에서, 병원 내부에서 일어나는 일들을 글로 옮겨 대중에게 공개한다는 것은 매우 조심스러운 일이 아닐 수 없습니다.

그러나 최대한 직업윤리를 벗어나지 않는 범위 내에서, 요양병원에 입원을 앞두고 계시거나 이미 입원 중인 어르신의 보호자들께서 반드시 염두에 두고 계셔야 할 만한 사항들을 위주로 하여 말씀을 드리겠습니다.

단, 요양병원에 따라 규모, 시설, 체계, 제공 가능한 서비스, 비용 등이 천차만별이고, 입원 중인 어르신들의 질환, 증상, 성향 등도 개인마다 그 차이가 매우 크고 다양합니다.

따라서 제가 드리는 말씀이 모든 분들에게 해당되거나 적용되지 않을 수도 있을 뿐 아니라, 여러분께서 그동안 보고 듣고 느끼신 바와 조금 다를 수도 있습니다.

또한 제가 경험한 바를 기초로 하여 말씀드리는 것이므로, 저의 개인적이고 주관적인 견해가 개입되어 있을 가능성도 물론 배제할 수 없습니다.

그럼에도 불구하고 제가 드리는 말씀 중 현재 요양병원에 계시는 수많은 어르신들과 그 보호자들께 도움이 될 만한 내용이 있기를 간절히 바라면서, 이 장을 시작하겠습니다.

아울러, 병원이라는 의료기관적 특성을 고려하여 환자, 보호자, 의료진 등 병원에서 통용되는 용어를 사용하게 될 터인데, 이 또한 너그럽게 이해해 주시면 감사하겠습니다.

1. 요양병원은 어떤 곳인가요?

① 요양원과의 차이점

편찮으신 어르신과 함께 생활하다 보면, 여러 가지 원인으로 인하여, 가정 내에서 어르신을 보살피는 것이 매우 어려워지거나 불가능해지는 상황이 생길 수 있습니다. 이런 경우, 단기간 혹은 장기간 동안 어르신을 요양원 또는 요양병원에 모시는 내안을 고려하게 됩니다.

많은 분들이 요양원과 요양병원을 혼동하시는데, 요양원과 요양병원은 엄연히 서로 다른 종류의 시설입니다. 두 시설의 가장 큰 차이점은 의료진의 상주 여부인데요.

요양병원은 의료기관으로 의료진이 상주하며 돌봄과 치료 서비스를 함께 제공합니다. 반면 요양원은 병원이 아닌 생활시설로서 돌봄 서비스만을 제공합니다.

요양원과 요양병원 모두 등급이 분류되어 있습니다. 요양원의 등급은 노인장기요양보험 또는 국민건강보험공단 홈페이지에서 확인할 수 있으며, 요양병원의 등급은 건강보험심사평가원 홈페이지에서 확인할 수 있습니다.

각 기관 모두 등급에 따라 시설, 제공 서비스, 비용 등에 차이가 있으므로, 선택하기 전 직접 꼭 방문해서 시설을 둘러보고 상담도 받아 볼 것을 권장 드립니다.

결론적으로, 어르신에게 치매 등의 노인질환이 있으시더라도 스스로 거동하실 수 있고 상시적으로 의료적 처치를 받지 않으셔도 생활이 가능하시다면 요양원에 모셔도 무방하지만, 의료적 서비스의 도움 없이 생활이 불가능하실 정도로 편찮으시다면 요양병원에 입원하셔야 합니다.

② 요양병원에 입원하게 되는 경위

어르신들이 요양병원에 입원하게 되는 경위를 크게 세 가지 유형으로 분류하면 다음과 같습니다.

첫째, 어르신의 건강이 많이 악화되어 있는데도 불구하고 돌봐드릴 사람이 원래 없거나, 기존의 돌봄 제공자가 더 이상 어르신을 돌볼 수 없게 된 상황입니다. 이런 경우, 편찮으신 어르신이 홀로 생활하셔야 하기 때문에 생활 전반에서 크고 작은 어려움에 직면하게 됩니다.

보통 이런 분들은 가족이 없거나 가족이 있다고 해도 해외 체류, 경제적 곤란, 생업 종사, 연락 두절 등의 원인으로 가족들로부터 돌봄을 제공받기 어려운 상황에 놓여 계십니다.

안타깝지만, 노인질환을 앓고 계시면서도 가족들이 돌보지 않거나 연고가 없어 열악한 환경에서 홀로 기거하시다가 도저히 손쓸 수 없을 정도로 악화된 상태에서 담당 사회복지 공무원들에 의해 발견되어 요양병원으로 이송되시는 어르신도 계십니다.

둘째, 급격한 건강상의 문제로 병원급 의료기관급성기병원에서 치료를 받으신 어르신이 만성 질환자가 되시거나 거동이 크게 불편해지셔서 입원하시는 유형입니다. 중대질환의 후유증으로 인하여 신체에 마비나 장애가 남아서 식사, 삼킴, 자기보행 등이 어려워지신 분들이 이런 경우에 속합니다.

이런 어르신들 중 다수는 향후 회복기를 잘 거쳐 단기간 내에 이전과 비슷한 건강 상태로 돌아갈 수 있기를 희망하십니다. 따라서 환자와 보호자 모두 재활에 대한 강력한 의지를 표현하시는 경우가 많은데요.

일반적인 요양병원은 환자의 상태를 더 나빠지지 않게 유지하는 데에 중점을 두고 돌봄과 의료서비스를 제공하기 때문에 적극적인 재활치료를 원하실 경우 적합하지 않습니다.

그러므로 재활치료를 통한 신체 기능의 개선 및 회복이 주된 입원의 목적이라면, 일반적인 요양병원보다는 재활전문병원의 도움을 받으시는 것이 더 나은 선택이 될 수 있습니다.

셋째, 어르신의 건강상태가 심각하게 악화되어 가정 내에서 감당할 수 있는 돌봄의 범위를 벗어나 전문적인 의료서비스에 의존할 수밖에 없는 경우입니다.

아무리 가족들이 어르신을 곁에서 보살피기 원한다고 해도 어르신의 통증이 너무 심하시거나 정신 건강에 큰 문제가 있으시다면 약물 투여가 불가피하고, 식사를 전혀 하지 못하신다면 콧줄 등을 통한 영양공급이 이루어져야 할 것입니다. 또한 심각한 골절 등으로 거동이 극도로 어려워지신 경우 전문적인 간병서비스의 도움이 절실해질 것입니다.

지금까지 열거한 세 가지 유형의 환자 중 이 유형이 요양병원의 존재 목적에 가장 부합하는 환자분들이라고 할 수 있습니다.

마지막이 얼마 남지 않으신 어르신들의 고통을 덜어드리기 위하여 의료적으로 도움을 드리고, 불편하실 수밖에 없는 신체를 돌봄 전문가들이 능숙하게 보살펴 드리는 것이 바로 요양병원에서 가장 잘하는 일이기 때문입니다.

여러분의 부모님께서 만약 끝이 보이는 상황에 다다르셨다면, 그래서 더 이상 무언가를 해드리고 싶어도 그 결과가 이미 정해져 있는 상황이라면, 어르신께서 최대한 고통 받지 않는 여생을 보내실 수 있도록 적절한 조치를 취하는 것이 어르신께 해 드릴 수 있는 가장 큰 배려가 될 수도 있습니다.

그리고 만약 어르신께서 이 정도의 상태가 되실 때까지 가정에서 보살핌을 받으셨다면, 그 가족들은 정말 마지막까지 최선을 다하신 것이라 말씀드리고 싶습니다.

③ 급성기병원과의 차이점

'급성기병원'이란, 급성질환이나 응급질환 환자의 진료 및 치료가 가능한 입원 시설을 갖춘 병원급 의료기관을 가리킵니다. 따라서 장기간 요양이 필요한 환자들이 입원하는 요양병원과 여러 면에서 크게 다릅니다.

먼저, '비용의 차이'가 있습니다.

대구보건대학교 간호학과 임은실 교수가 <대한요양병원협회>의 의뢰를 받아 실시한 연구 결과에 따르면, 2022년 기준 입원 1일당 평균진료비는 요양병원 95,534원, 병원 183,554원, 종합병원 518,000원으로, 요양병원이 상대적으로 크게 저렴하다는 것을 알 수 있습니다.

아울러, 1일 평균 간병비 역시 요양병원 25,000원, 급성기병원 73,334원으로 큰 차이를 보였습니다. 그리고 이러한 통계 자료를 기반으로 계산할 경우, 급성기병원에서 한 달 조금 넘게 입원하는 비용으로 요양병원에서 4개월 동안 입원 치료를 받는 것이 가능해집니다.

요양병원 진료비가 급성기병원에 비해 크게 낮은 데에는 시설의 차이에 따른 면도 있겠지만, 인건비의 차이에 따른 요인도 매우 큽니다.

일반적으로 의료진과 간병인 1인이 담당하는 환자 수가 적을수록 환자를 대하는 서비스가 향상되고 당연히 진료비도 상승합니다. 다시 말해, 진료비가 상대적으로 저렴한 요양병원의 의료진과 간병인 1인이 담당하는 환자 수가 급성기병원에 비해 훨씬 더 많을 수밖에 없는 것이지요.

다음은, '입원기간의 차이'입니다.

급성기병원은 진료비가 요양병원에 비해 더 비싸기 때문에 환자의 입원기간이 수일에서 수개월로 요양병원에 비해 길지 않은 편입니다. 대부분의 환자들이 고통이 심한 상태에서 어쩔 수 없이 입원했다가 증상이 조금만 개선되어도 비싼 입원비 걱정에 서둘러 퇴원하는 것이지요.

따라서 급성기병원에서는 환자들이 잠시 동안만 참으면 퇴원할 수 있다는 희망을 가지고 병동생활에서 스트레스를 받더라도 대부분 참기 때문에 환자들의 생활적인 측면에서 볼 때 큰 문제가 일어나는 경우가 흔치 않습니다.

물론 급성기병원에서도 환자나 보호자의 성향에 따라 입원기간 중에 지속적으로 악성적인 불만을 제기하거나, 의료진에게 폭언이나 폭행을 가하거나, 심지어 병원시설을 파손하는 등의 사건 사고가 간혹 발생하기도 하지만 늘상 있는 일은 아닙니다.

반면 대부분의 요양병원에 입원 중인 고령 환자, 만성 중증 질환자, 치매환자, 말기 암환자 등의 환자들에게는 건강상태가 개선되어 퇴원할 수 있으리라는 희망도 없을 뿐 아니라, 언제까지 답답한 병동생활을 지속해야 하는지 정확히 알 수도 없습니다. 그리고 이렇게 막막한 상황은 환자들이 병동생활을 하면서 받는 스트레스를 더욱 가중시키는 요인으로 작용하기도 합니다.

요양병원과 급성기병원의 마지막 차이점은, 바로 '실행 가능한 의료행위의 차이'입니다.

더 자세히 말씀드리면, 급성기병원에서 제공하는 일반적인 검사나 수술 등의 의료행위가 대부분의 요양병원에서는 거의 이루어지지 않습니다. 따라서 요양병원 입원 환자가 긴급한 검사나 수술을 받아야 할 경우 급성기병원으로의 전원의료기관 변경이 불가피합니다.

④ 요양병원은 현대판 고려장인가?

많은 분들이 부모님을 요양병원에 모시게 되면 마치 큰 불효를 저지르는 것으로 생각하기도 하시고, 심지어는 '현대판 고려장'이라고까지 말씀하는 분도 계시는데요.

'고려장'이라는 말이 부모님을 방치하는 행위를 의미한다면,

요양병원에 모시는 것은 결코 고려장이라 할 수 없습니다.

제가 이렇게 생각하는 가장 큰 이유는, 과거 대가족이 모여 살던 공동체식 농경사회에서 통용되던 유교적 효의 개념을, 가족의 규모가 크게 축소되고 다원화된 현대 산업사회에 동일하게 적용하는 것 자체에 무리가 있기 때문입니다.

뿐만 아니라 부모님을 요양병원에 모시기 위해서는 생각보다 많은 비용이 지속적으로 들고, 입원 후에도 보호자들이 책임져야할 일들이 많습니다. 그런데 편찮으신 부모님을 안전하게 보살피려는 의도에서 요양병원에 모시고 이후에도 보호자로서의 책임을 다하는 분들을 두고 어떻게 '어르신을 방치했다'고 비난할 수 있겠습니까.

지금까지 제가 요양병원에서 만난 환자들의 보호자들 중 상당수는 지극한 효심을 가진 분들이셨습니다. 그중에는 부모님께 해 드릴 수 있는 모든 것을 다하고도 더 해 드릴 것이 없다는 사실에 좌절하며 눈물 흘리는 분들도 계셨고, 생업까지 포기하고 전적으로 돌봄에 매달렸지만 가정에서 보살피는 것이 더 이상 불가능할 정도로 어르신의 통증이 심해져 어쩔 수 없이 병원행을 선택하신 보호자도 계셨습니다.

결론적으로 말해서, 요양병원이 누군가를 살리거나 치료해서 건강을 되찾게 하는 것을 목적으로 운영되는 일반적인 병원은 아니지만, 현재 중증 노인질환을 겪고 계신 수많은 어르신들과 보호자들에게 실질적이고 필수적인 도움을 제공하는 시설임에 틀림이 없을 것입니다.

이런 맥락에서 볼 때 편찮으신 어르신을 요양병원에 모시는 가족들은 충분히 책임감 있게 보호자의 역할을 수행하시는 분들이지, 고려장을 하듯 부모를 방치하는 불효자들이 결코 아니라는 말씀을 드리고 싶습니다.

⑤ 최대한 늦게 입원해야 하는 곳

여러분께서 요양병원에 어르신을 모실 때 특별히 주의해야 할 점이 있는데요. 가능하다면 노인질환의 초기 단계에서 어르신을 요양병원에 모시는 것을 피해야 한다는 사실입니다.

물론 어르신의 건강 상태가 심각하게 악화되어 기대 여명이 얼마 남지 않은 상황이라면, 요양병원 입원은 최선의 선택이 될 것입니다.

그렇지만 노인질환 초기 단계이고 건강 상태도 양호하신 어르신을 요양병원에 모시는 것은 솔직히 권장하고 싶지 않습니다.

요양병원은 환자의 상태를 더 나빠지지 않게 유지하는 데에 중점을 두고 돌봄과 의료서비스를 제공하는 곳입니다. 따라서 환자의 건강 상태가 양호할 경우 입원기간이 기대 이상으로 장기화될 가능성이 매우 큽니다.

아마 여러분께서도 주위에서 요양병원에 장기간 입원하시다가 돌아가신 어르신들에 대한 이야기를 들어보셨을 것입니다. 최근에 제가 근무하는 병원의 장기 입원 환자 한 분께서 돌아가셨는데, 돌아가시기 전까지 무려 8년 동안 병원에 계셨습니다.

입원 당시 이 환자분께서는 뇌졸중 후유증으로 약간의 마비 증세를 겪고 계셨지만, 혼자서 식사도 하시고 가벼운 산책도 가능하실 정도로 건강이 양호하신 편이셨습니다. 그러나 자녀가 해외에 거주 중인 관계로 보살펴 줄 이가 없어 입원하시게 되었는데요.

병상에 누워 계시는 시간이 길어지다 보니 팔다리의 근육이 점점 약해져 입원하신 지 몇 개월이 채 지나지 않아 와상 상태가 되어 버리셨습니다. 그러나 신체 내의 장기나 다른 기관들에 이상은 없었기에 그렇게 병상에 누워서 8년이라는 긴 시간을 보내시게 된 것입니다.

지금 제가 근무 중인 병원에는 13년째 입원 중인 환자분도 계십니다. 며칠만 입원해도 굉장히 갑갑하고 힘든 것이 병원 생활인데, 제대로 움직이지 못하시는 상태로 병상에 누워서 십 년이 넘는 시간을 보내고 계시니, 어르신께서 받는 고통과 스트레스가 얼마나 극심하실지 상상하기도 어렵습니다. 게다가 장기 입원은 경제적인 측면에서도 환자 본인과 가족들에게 엄청난 부담이 될 수밖에 없습니다.

저의 지인 중 한 분은 부모님을 모두 요양병원에 모신 후, 외아들인 탓에 혼자서 입원비용을 부담하고 있었습니다. 그런데 부모님의 입원 기간이 계속 길어지자, 기존의 수입으로는 가족의 생활비와 부모님의 병원비를 더 이상 감당하기가 버거워 결국 퇴근 후 배달 아르바이트까지 하다가 교통사고를 당해 신체에 심각한 장해를 입게 되었습니다. 이런 경우가 일반적이지 않다고 생각하실 수 있지만, 의외로 많은 보호자들이 장기적으로 요양병원 입원비를 지출하는 것에 대해 상당한 부담을 느끼고 계십니다.

의료현장 실무자의 입장에서 최대한 정직하게 말씀드리면, 요양병원에 입원하는 시기가 최대한 늦어질수록 입원기간이 단축될 가능성이 높아집니다.

즉, 어르신에게 노인질환이 발생하면 최대한 오랫동안 가정에서 돌보시다가 더 이상 손을 쓸 수 없을 만큼 어르신의 상태가 악화되셨다고 판단되는 그때 요양병원에 모셔야 장기입원 가능성을 조금이라도 더 줄일 수 있습니다.

하지만 집집마다 사정이 다르고 환경에 차이가 있기 때문에 어르신을 요양병원에 모시는 방법 외에 다른 선택지가 없는 분들도 많습니다. 그런 분들이 이 글을 읽으시고 언짢아하실 수도 있겠지만, 의외로 이런 사실을 잘 몰라서 나중에 고생하시는 분들도 많기 때문에 참고해 주시면 도움이 될 것 같습니다.

⑥ 좋은 의사와 피해야 할 의사

요양병원은 의료기관이기 때문에 반드시 법적으로 의사가 상주하도록 되어 있습니다. 그러나 요양병원 의사에게 대학병원 교수 수준의 의료지식과 기술을 기대하기는 어렵습니다.

앞서 말씀드린 것처럼, 요양병원은 환자를 치료하고 낫게 하는 곳이 아니라, 환자의 상태를 최대한 더 나빠지지 않게 유지하는 것에 특화된 기관입니다.

이러한 목적에 따라 요양병원에서 근무하는 의사들은 적절한 약물과 물리치료 등의 처방을 통해 환자들의 상태를 안정시키고 통증을 조절해 주는 역할을 합니다.

따라서 만약 요양병원에 입원 중인 환자에게 새로운 증상이 발현되거나 기저질환이 악화될 경우, 요양병원 의사가 환자에게 해드릴 수 있는 것이 거의 없으므로 보호자는 해당 증상의 치료가 가능한 다른 병원으로 환자를 모셔가야 합니다.

가끔 주위 분들이 저에게 요양병원을 선택할 때 의사의 어떤

면을 보고 판단해야 하는가를 물어보시는데요. 의료지식과 기술이 우수하고, 친절하며, 뛰어난 의사소통능력을 갖춘 의사를 만날 수 있다면 더할 나위 없겠지만, 사회 상류층 환자들을 대상으로 맞춤 서비스를 제공하는 최상급 요양병원이 아닌 이상 그런 의사들을 만나기는 현실적으로 어렵습니다.

제가 생각하는 최선의 요양병원 의사는 '현재의 상황을 정확하게 짚어주면서, 부정적인 이야기도 숨기지 않고 솔직하게 설명해 주는 의사', 그리고 '어느 한 부분에 대해서만 이야기하는 것이 아니라 전체적인 문제점을 올바르게 파악하고 방향을 제시해 줄 수 있는 균형감각을 가진 의사'입니다.

이런 의사들은 환자의 현재 상태를 솔직하게 전달하고 전체적인 상황을 설명함으로써 보호자가 올바른 선택을 할 수 있도록 도와줍니다.

반대로 '병원과 자신의 이익을 앞세워 상황을 미화하거나 애매하게 전달하는 등의 방어적인 태도로 일관하는 의사', '환자가 더 이상 가망이 없는 상태인데 희망을 불어넣는 의사', '비싸고 불필요한 치료를 권하는 의사'는 환자와 보호자 모두에게 도움이 되지 않습니다.

여기에 더하여, 지나치게 젊은 초보의사도 경험과 현장에 대한 이해 부족으로 문제를 일으키는 경우가 종종 있으므로 가능하면 피하는 것이 좋습니다.

또한 고령의 의사도 가급적 피해야 하는데, 의사도 전문인이기 이전에 세월 앞에서 생물학적 노화를 거스를 수 없는 '연약한 인간'이기 때문입니다.

아무리 젊었을 때 지식이 많고 실력이 좋았던 의사라 하더라도 나이가 들면 자연스럽게 시력이 나빠지고, 손이 떨리고, 인지기능이 퇴행하며, 위기 대응 능력도 현저히 떨어지기 마련이지만, 대한민국에서 의사면허는 사망 직전까지 유효합니다.

심지어 의사 자신이 노인질환에 걸린 상태에서 환자를 진료한다고 해도 사실상 불법이 아니기 때문에 위험 대비 차원에서라도 고령의 의사는 피하는 것이 현명하다고 생각합니다.

⑦ 요양병원의 선택 기준

제가 요양병원에서 근무한다고 밝혔을 때 가장 많이 받는 질문은 어떤 요양병원을 선택하는 것이 현명하냐는 것인데요.

집집마다 사정과 형편이 다르기 때문에 정답이 따로 있는 것은 아닙니다만, 요양병원 선택 시 가장 최우선적으로 고려해야 할 사항 몇 가지에 대해서 조언을 드리겠습니다.

첫째, 주 보호자의 주거지에서 멀지 않은 곳이 좋습니다. 고령에 노인질환이 있으신 환자의 건강상태는 누구도 장담할 수 없기 때문에 위급한 사안이 발생했을 때 빨리 도착할 수 있는 거리에 있는 병원을 선택하는 것이 좋습니다.

그리고 병원이 가까이에 있으면 아무래도 더 자주 방문하여 환자의 안부와 건강상태를 살필 수 있으므로 보호자에게도 유익하고 환자의 정신적인 안정에도 큰 도움이 될 것입니다.

둘째, 환자에게 지병이 있어 상급 병원 진료를 위해 자주 외출해야 한다면, 해당 병원과 인접한 위치에 있는 요양병원을 선택하는 것이 좋습니다. 특히 외상 환자의 경우, 외래 진료를 위해 다른 병원을 방문할 때마다 매번 사설 구급차를 사용해야 하기 때문에 대단히 번거롭고 비용도 많이 들 수 있는데요.

이러한 상황에서는 종합병원에서 부설로 운영하는 요양병원이나 상급 병원과 매우 가까운 거리에 위치하여 협진 시스템을 운영하는 요양병원을 선택하는 것이 좋습니다. 단, 이런 편의를 제공하는 요양병원들의 경우 그렇지 않은 병원에 비해 입원비가 다소 높게 책정될 수도 있다는 점은 기억해 두세요.

셋째, 보호자의 경제상황을 충분히 고려하여 입원비 지불이 지속가능한 수준의 요양병원을 선택해야 합니다. 여러분도 짐작하고 계시겠지만, 병원에서 제공하는 서비스의 범위와 품질은 환자가 부담하는 병원비와 매우 밀접하게 연관되어 있을 수밖에 없습니다. 자본주의의 특성상 서비스의 범위와 품질이 향상될수록 부담해야 하는 비용도 상승하기 마련이니까요.

쉽게 설명해 드리기 위하여 제 지인의 사례를 들어 보겠습니다. 그분은 말기 암환자이신 어머니를 보살피던 중 더 이상 어머니를 가정에서 돌볼 수 없는 상황이 되었습니다. 그래서 요양병원을 알아보고 현재 주거지가 있는 도시의 중심에 위치한 최신 시설의 병원에 모시게 되었습니다.

해당 병원은 문을 연 지 얼마 되지 않은 신규 병원으로, 병원 외관과 내부는 모두 깨끗했으며 직원들도 상당히 친절하여 어머니도 상당히 만족하셨지요. 유일한 단점은 입원비용이었는데, 기저귀나 소모품 등의 구매 비용을 제외하고 한 달 입원비만 200만 원이 넘었습니다.

그렇게 그분은 어머니를 몇 달 동안 그곳에 모시다가 어머니의 상태가 악화되면서 병원을 옮기기로 결심했는데요. 가장 큰 이유는 병원비를 감당하기가 버거워서였습니다.

새로 옮긴 병원은 시설도 낡고 병실도 좁은데다가 직원들도 썩 친절하게 보이지 않았지만, 한 달 입원료가 60만 원 정도로 저렴한 것이 아주 큰 장점이었지요. 그분의 어머니께서는 그 병원에서 계시다가 약 반 년 후 돌아가셨습니다.

그런데 어머니의 임종 후 시신을 장례식장으로 옮기는 과정에서 그분은 깜짝 놀랄만한 일을 목격하게 되는데요. 바로 해당 요양병원에 환자이송용 침대가 들어가는 크기의 엘리베이터가 설치되어 있지 않아서 돌아가신 분을 휠체어에 앉혀서 일반 엘리베이터로 옮겨야 했던 것입니다.

당시 그분은 이렇게 느꼈다고 합니다.

'자본주의 사회에서 비용이 저렴한 데에는 다 그럴 만한 이유가 있는 것이었구나……'

따라서 저는 어떤 요양병원이 좋은가에 대한 질문을 받으면, 입원료가 비싼 병원이 더 질 좋은 서비스를 제공할 가능성이 높지만, 비용적인 부담을 고려하여 각자의 처지와 형편에 맞게 선택을 하면 된다고 말씀드립니다.

그리고 비용이 저렴한 데에는 그만한 이유가 있으므로, 병원에서 제공하는 서비스의 품질을 판단할 때는 반드시 입원비 수준과 대비하여 판단하기를 권장해 드립니다.

넷째, 입원 전에 병원을 둘러보고 청결상태를 확인하여 청결 유지가 잘되어 있는 병원을 선택하는 것이 좋습니다. 일단 청결상태가 우수하다는 것은 해당 병원의 전반적인 관리가 잘 이루어지고 있다는 것을 의미합니다. 아울러, 병원이 청결할수록 환자의 감염 우려도 감소됩니다.

마지막으로 의사에 대한 부분을 말씀드리면, 요양병원 의사들의 역량은 그렇게 차이가 크지 않다고 봅니다. 대신에 환자의 현재 상태를 명확하게 설명해 주지 않고 답변을 회피하는 의사, 불필요한 치료를 권하여 환자와 보호자의 경제적 부담을 가중시키는 의사, 너무 젊은 의사나 나이가 많은 의사는 피하시는 편이 좋을 것입니다.

⑧ 요양병원에서 일어나는 불상사들

가끔 매체에 보도되는 '요양병원 환자 학대 사건'이나 '환자 간의 폭력 사건' 등에 관한 뉴스를 접할 때면, 저 역시 마음이 무겁습니다.

요양병원의 특성상 병동이라는 제한적 공간에서 다양한 성향과 증상의 환자들이 장기간 함께 생활하다 보면, 환자들 사이에서 크고 작은 마찰이 생길 수도 있는데요. 이러한 마찰이 환자 간 폭력사건으로 이어지기도 하고, 병동 내에서 도난 사건이 발생하기도 합니다.

또한 일부 요양보호사들이 환자에게 폭언을 하거나 신체적으로 학대를 가하는 등 결코 해서는 안 될 행동을 하는 경우도 있습니다.

뿐만 아니라 의료진이 환자를 대상으로 약물을 과도하게 사용하거나, 부적절한 방식으로 신체를 억제하여 환자의 자기 결정권이나 신체의 자유권을 침해하는 일도 발생합니다.

그리고 매체에는 거의 보도되지 않지만, 의료진이나 간호·간병 인력이 환자에게 성추행을 당하거나 환자의 폭언과 폭력에 노출되는 일도 생각보다 많습니다.

겉으로는 아주 평화롭게 보이는 요양병원에서 이런 일들이 일어난다는 것이 상식적으로 이해가 잘 되지 않으시겠지만, 한편으로는 요양병원이기 때문에 그런 일들이 벌어지는 것이 가능하다고 생각됩니다.

현재 대한민국의 요양병원 시스템은 최소한의 비용으로 최대한의 효과를 쥐어짜내는 방식으로 운영되고 있습니다. 그 결과, 병원에서 근무하는 인력들은 적은 임금을 받고 더 많은 일을 해야 하며, 환자들은 질 높은 치료와 돌봄 서비스를 받기 어렵습니다.

그렇다고 해서 진료비를 인상한다면, 보호자들의 부담이 가중되어 사회 전체의 돌봄 비용이 상승하게 되므로 진료비 인상역시 대안이 될 수 없습니다.

초고령화 사회로 브레이크 없는 차를 타고 전속력으로 질주하는 현 시대의 상황 속에서, 노인 돌봄 문제는 중대한 국가적 고민이 될 수밖에 없습니다.

당장은 요양병원 병동에 CCTV를 달고 문제 발생 시 관련자 처벌을 강화하면 요양병원 내의 문제가 사라질 것처럼 보일 수도 있습니다. 하지만 근본적인 시스템을 정비하고 보강하지 않는다면 요양병원에서 발생하는 문제양상 또한 현재보다 훨씬 더 다변화되고 심각해질 것이 분명합니다.

특히 힘들고 고되지만 보수가 적은 간병 업무를 하겠다는 사람들이 점점 감소하는 반면, 간병을 필요로 하는 환자들은 점점 더 증가하고 있기 때문에 향후 간병 인력의 부족 또한 막중한 사회적 고민거리가 될 것입니다.

2. 요양병원 내의 절차와 규칙

① 입원 시 문진 검사

일반적으로 요양병원에 입원하기 전에는 반드시 문진 검사를 실시하게 되는데요. 문진history taking이란 의사가 환자에게 병에 대한 증상과 이전의 병력에 대해 묻는 과정을 말합니다.

그런데 요양병원에 입원을 할 정도의 환자들은 보통 노인질환이 많이 진행된 상태에서 오시기 때문에 의사의 질문에 정확하고 분명하게 답변하기 어려워하시는 분들이 많습니다. 그래서 거의 대부분 환자와 보호자가 문진 검사에 함께 참여하게 됩니다.

문진 검사의 가장 큰 목적은 환자의 현 상황을 판단하는 것입니다. 따라서 과거 병력을 포함하여 현재의 병증 및 건강상태에 대해 최대한 상세한 정보를 전달하는 것이 중요합니다.

이러한 정보에는 통증의 유무, 상처의 유무, 신체 거동 가능 범위, 복용 중인 약물, 복약 시 주의사항, 지병이나 만성질환의 유무, 정기적 외래 진료 필요성 유무 등과 같은 의료적 정보와, 의사표현의 가능 여부, 식사 형태, 섭취 가능 음식, 알레르기 등의 일반적인 정보 등이 포함됩니다.

만약 여러분께서 부모님에 대한 기본정보 및 의료정보기록을 미리 준비해 놓으셨다면, 이를 토대로 정보를 전달하거나 해당 기록의 사본을 제출할 수도 있으므로 의료진이 환자의 상태를 이해하는 데 매우 큰 도움이 될 것입니다.

뿐만 아니라 보호자는 환자가 자신의 신체에 대한 의사결정이 가능한지, 만약 가능하지 않다면 대리인의 의사를 존중할 수 있는 상황인지 여부도 정확하게 파악하여 전달해야 합니다. 아울러, 환자의 감정 기복과 정신 건강 상태도 상세히 설명하고, 환자의 상태가 더 심해졌을 때 어떤 방식의 조치를 취하기 원하는지도 명확하게 밝혀야 합니다.

물론 이러한 방식은 환자 당사자의 결정에 따르는 것이 원칙입니다. 하지만 요양병원에 입원하셔야 하는 상태의 환자라면 자신의 의사를 표현하기 어려운 경우가 거의 대부분이므로 보호자의 의사와 견해가 중요할 수밖에 없습니다.

그러나 보호자가 원하는 방식과 현실적으로 병원에서 취할 수 있는 조치가 일치하지 않는 상황이 종종 발생하곤 합니다. 따라서 반드시 보호자가 원하는 방식이 해당 병원에서 적용 가능한지의 여부도 충분히 확인하여야 합니다.

그 외에 문진 검사 과정에서 보호자가 인지하고 있는 환자의 건강상태와 의사의 의학적 소견이 서로 일치하지 않는 경우도 생각보다 자주 발생하는데요.

이러한 환자의 건강상태에 대한 견해의 차이는 환자의 입원 생활 전반에 큰 영향을 미칠 수 있으므로 의사는 보호자에게 그 차이점을 상세하게 설명해야 합니다.

만약 이때 보호자가 의사의 견해를 수용하지 못한다면, 퇴원이나 다른 병원으로의 전원이 권고될 수도 있습니다.

② 감염예방 및 안전 수칙

요양병원은 몸이 극도로 쇠약해지신 탓에 감염에 매우 취약한 고령의 환자들이 계시는 곳입니다. 요양병원 입원 환자들이 얼마나 감염에 취약한지는 COVID19 팬데믹 기간 동안 언론에 보도된 수많은 요양병원 집단감염 사례를 통하여 여러분도 이미 잘 알고 계실 것입니다.

그런데 실제상황은 언론 보도보다 훨씬 더 심각하여 집단감염 이전에 비해 훨씬 더 많은 수의 요양병원 환자분들이 돌아가셨습니다. 이렇게 돌아가신 분들은, 감염병과의 직접적 연관성을 밝히기 어려운 탓에 감염병 사망자로 집계되지도 않았지요.

따라서 팬데믹 이후 거의 모든 요양병원에서는 보건위생과 감염예방 및 환자보호 차원에서 까다로운 수칙과 절차를 유지하고 있습니다. 그리고 대부분의 수칙과 절차는 요양병원이 임의로 정하는 것이 아니라, 국가의 감염병 관련 법규와 보건복지부의 행정 지침에 따라 결정됩니다.

그런데 문제는, 병원에서 지켜야 하는 기본적인 수칙과 절차를 무시하는 보호자들이 예상 외로 많다는 것입니다. 이 글을 읽으시는 여러분만이라도 제발 병원에서 제시하는 수칙과 절차를 잘 지켜주셨으면 하는 바람에서 몇 가지 유의사항들을 말씀드리겠습니다.

1) 면회 시간 엄수

면회시간은 환자를 만날 수 있도록 정해진 시간입니다. 병동 생활은 단체 생활이기 때문에 면회시간 이후에 보호자가 면회를 요청할 경우, 함께 병실을 사용하는 다른 환자에게 피해가 될 수 있습니다.

만약 어쩔 수 없는 사정으로 인하여 보호자가 면회 시간 외에 면회를 해야 한다면, 입원 시에 안내받은 병원의 비상 연락 번호로 전화를 걸어 면회가 가능한지 문의한 후 병원의 지침에 따라 행동하여야 합니다.

또한 면회 시간도 준수해야 합니다. 예를 들어, 면회 1회당 10분 동안만 면회가 가능하다면 그 시간을 넘기지 않도록 해야 합니다.

2) 감염예방 수칙 준수

요양병원에서 감염예방은 아무리 강조해도 지나치지 않습니다. 국가에서 정하여 병원에게 실시하도록 한 여러 수칙들이 있지만, 많은 보호자들이 이를 무시하거나 엄격히 준수하지 않아서 감염으로 이어지는 사례가 상당히 빈번합니다.

특히 면회 시 환자와 보호자 모두 마스크를 착용한 상태로 면회가 이루어져야 함에도 불구하고, 마스크를 벗고 이야기를 나누거나 더 나아가 음식을 나누어 먹는 경우까지 있는데요. 마스크를 벗고 이야기하거나 함께 음식을 먹을 경우, 타액이나 호흡기를 통해 전염될 수 있는 질환에 감염될 수 있습니다.

특히 면역력, 심폐기능, 호흡기 건강이 매우 약해져 있는 환자에게 외부에서 유행하는 세균이나 바이러스가 전달될 경우,

해당 환자뿐 아니라 병동 전체에 호흡기 질환을 전염시킬 수 있다는 사실을 반드시 유의하셔야 합니다.

또한 환자와 보호자가 서로 얼굴을 비비거나 입을 맞추는 등, 감염을 일으킬 수 있는 신체접촉을 하는 것도 환자와 보호자 모두에게 매우 위험할 수 있습니다. 특히 어린 자녀를 동반하여 방문하는 보호자의 경우, 어린이가 환자와 지나치게 가까운 신체 접촉을 하지 않도록 주의시켜야 합니다.

손 소독 역시 매우 중요합니다. 병원 방문 시 손을 철저하게 소독하고, 환자를 면회한 후에도 손 소독을 실시하여 손을 통해 전염될 수 있는 감염병을 예방해야 합니다.

마지막으로, 환자와 가족관계가 아닌 외부인을 동반할 경우, 원칙적으로는 면회가 불가능합니다. 만약 외부인의 면회가 꼭 필요하다면, 반드시 사전에 병원에 문의하여 면회 가능여부를 확인하고 허가를 받아야 합니다. 그러나 병원의 허가를 받지 못하면 면회 시 외부인을 대동할 수 없다는 것을 꼭 기억해 주세요.

3) 외부 음식 반입 금지

위생, 식중독 예방, 음식으로 인한 사고 예방 등의 이유로 병원에서는 원칙적으로 외부음식의 반입을 금지하고 있습니다. 그럼에도 불구하고 사실상 거의 대부분의 보호자들이 병원에 오실 때마다 온갖 종류의 음식들을 준비해서 가지고 오십니다.

이러한 외부 음식 중에는 씹거나 삼키는 기능이 현저하게 떨어져 있는 노인질환 환자들이 섭취할 경우 치명적인 사고로 이어질 수 있는 음식들이 포함되어 있을 수도 있는데요.

환자분께서 건강하셨을 때는 그런 음식들을 섭취하는 것에 문제가 없었겠지만, 현재의 건강상태에서는 잘못 섭취한 음식들로 인해 심각한 건강상의 문제가 발생할 확률이 매우 크다는 것을 반드시 숙지해야 합니다.

보호자가 몰래 들여온 외부 음식으로 인하여 발생하는 크고 작은 사건 사고는 셀 수 없이 많은데 그중 가장 기억에 남는 사례 하나만 말씀드리겠습니다.

어느 날, 한 환자의 보호자가 면회를 다녀간 후 환자가 스스로 호흡을 하실 수 없는 위중한 상태에 빠지셨습니다. 확인해보니 환자의 입이 음식물로 가득 차 있어서 기도가 막힌 상황이었습니다.

원칙적으로는 환자의 감염예방과 의료진의 신체 보호를 위하여 장갑과 보호 장비를 사용하지 않고 환자의 입에 손을 집어넣는 것은 금지되어 있습니다. 하지만 환자의 생사가 달려있는 위급상황인지라 저희는 맨손가락으로 환자의 입에 있는 음식물을 끄집어내기 시작했습니다.

꺼내면서 보니 그 음식물은 초코파이 같았는데, 반은 침과 섞여 끈끈한 젤리 형태가 되어 목으로 넘어가 이미 기도를 막았고, 반은 가루와 반죽 형태가 뒤섞여 입안을 가득 채우고 있는 상태였습니다.

저희가 환자의 기도를 확보하기 위하여 최선을 다했지만, 안타깝게도 환자는 기도폐색에 따른 산소공급 중단으로 뇌사에 빠지셨다가 이틀 뒤 사망하셨습니다.

일반적으로 요양병원 입원 환자들은 대부분 삼킴 기능이 매우 저하되어 있으신 상태라서 부드러운 음식을 드시더라도 식사 시간이 일반인에 비해 몇 배나 오래 걸립니다. 그런데 그러한 환자의 상태를 전혀 고려하지 않고, 짧은 면회 시간 내에 초코파이를 서둘러 드시게 했으니 환자가 당시 받은 고통은 거의 고문과 같은 수준이었을 것이라 짐작됩니다.

초코파이 안에 있는 마시멜로우 같이 끈끈한 음식물이 기도를 막는 경우, 하임리히법을 시행해도 환자를 구하기 어려울 가능성이 매우 높습니다. 또한 기도에 있는 음식을 제거한 후에도 잔류 음식물이 폐로 들어가 흡인성 폐렴으로 진행되어 목숨이 위험해질 수 있습니다.

이것은 하나의 단적인 사례일 뿐 수많은 보호자들이 환자의 상태를 전혀 고려하지 않고, 환자가 섭취할 경우 최악의 결과를 불러올 수도 있는 떡, 사탕, 빵, 곶감 등의 음식을 몰래 들여와 환자에게 드립니다.

환자가 면회 시간에 그 음식을 드시는 것도 문제가 되지만, 몰래 숨겨서 저장해 두시는 경우 또 다른 문제가 발생하게 되는데요. 저장된 음식이 상하거나 부패한 것을 환자가 모르고 섭취하여 식중독으로 이어지기도 하고, 부패한 음식으로 인해 바퀴벌레 등의 유해 생물이 다량 번식하여 병원 위생 관리에 문제가 생기기도 합니다.

이렇듯 외부 음식 반입은 환자를 위한 행동이 아니라, 오히려 환자의 생명과 안전에 위협을 가하는 행위가 될 수 있으므로 매우 주의가 필요합니다.

만약 외부 음식의 반입이 꼭 필요하다고 생각된다면, 반드시 사전에 의료진과 상의하여 의료진의 결정에 따라 행동하여 주시기 바랍니다.

4) 환자의 귀중품 휴대 금지

환자의 귀중품 휴대 금지는, 요양병원 입원 수속 단계에서 절차에 따라 필수적으로 안내되는 수칙입니다. 편찮으신 환자 스스로 귀중품을 잘 관리하기 어려우실뿐더러, 언제 어디에서 도난 사건이 발생할지 모르기 때문입니다.

이렇게 자세히 안내해 설명해 드려도, 끝까지 귀중품 휴대를 고집하시는 분들이 계시는데요. 그런 분들 중에 귀중품을 휴대하시다가 분실하거나 도난당할 경우, 병원 측에 그 책임을 물어 손해배상을 청구하는 분도 계십니다.

부디 여러분께서는 이 수칙을 숙지하셔서, 요양병원 입원 시 도난의 가능성이 있는 모든 귀중품은 가정에서 안전하게 보관해 주시기 바랍니다.

③ 어렵지만 꼭 거쳐야 하는 확인 및 동의 절차

요양병원 입원 시에는, 향후 환자의 치료와 안전 유지에 관한 사항들에 대하여 보호자의 확인 및 동의 절차를 거치게 됩니다.

이러한 절차는 의료 행위의 정당성과 유연성 확보를 위하여 반드시 필요한 절차로서, 병원 측과 환자 측이 서로를 서로에게서 보호하는 수단이 되기도 합니다.

해당 절차에 사용되는 질문과 답변은, 입원치료 시 환자에게 발생할 수 있는 다양한 문제 상황에 대비하여 작성된 것으로, 만약의 상황이 발생했을 때 신속하게 결정을 내릴 수 있는 행동 지침으로 사용됩니다.

보호자의 확인 및 동의가 필요한 사례를 몇 가지 제시하면 다음과 같습니다.

- 생명연장 인공호흡기, 심폐소생술, 혈압상승제, 항암제, 혈액투석 등
- 신체보호대 사용
- 안정제 및 정신과 약물 사용
- 상급병원으로의 전원

이 중 가장 먼저 생명연장 항목에 관하여 말씀드리자면, 환자가 의식을 잃거나 호흡이 불안정하고 심박수가 떨어지는 경우 환자를 사망에 이르지 않게 하기 위하여 필요한 처치나 약물을 사용하는 데에 보호자가 동의하는가를 묻는 항목입니다. 만약 보호자가 이에 동의하지 않는다면 환자가 해당 증세를 보이더라도 처치나 약물을 사용하지 않게 됩니다.

두 번째는 신체보호대 사용입니다. 신체보호대는 '억제대'라는 이름으로 불리기도 하는데요. 의복, 벨트, 끈, 장갑 등 다양한 형태의 장비가 있습니다. 신체보호대는 환자의 신체를 보호하기 위한 장비로, 환자가 자신의 신체를 해하거나 타인에게 위해를 가할 위험이 있는 경우에 사용됩니다.

예를 들면, 정맥 주사바늘을 스스로 빼버려서 과다 출혈을 일으키는 환자나, 새벽에 혼자서 침대에서 내려가다가 낙상하여 골절을 일으키는 환자, 의료진이나 다른 환자를 때려서 상해를 입히는 환자가 그 대상이 될 수 있습니다.

신체보호대의 사용을 위해서는 보호자의 동의가 필요한데 만약 동의가 이루어지지 않을 경우, 환자가 자신 또는 타인에게 상해를 입힐 우려가 있더라도 환자의 행동을 제한하기 어려워 큰 피해로 이어질 수도 있습니다.

다음은 안정제 및 정신과적 약물 사용에 관한 항목으로 환자의 감정 기복이 크고 정신건강 상태가 불안정하여, 폭력성이 표출되거나 위험 행동을 할 우려가 있을 때 관련 약물을 사용하는 것에 대하여 보호자의 동의를 구하는 항목입니다.

요양병원에 입원 중인 노인질환 환자 중 거의 대부분에게서 섬망, 환각, 망상 등의 증상이 발현될 수 있는데요. 증상이 심할 경우, 환자 본인뿐 아니라 다른 환자와 의료진 등 주위 사람들에게 폭력성을 드러내거나 상해를 입힐 가능성이 높습니다.

그러나 신체보호대와 정신과적 약물 모두 보호자의 동의 없이는 사용할 수 없으므로, 보호자가 동의하지 않는다면 환자의 돌발 행동으로 인하여 발생하는 자신과 타인의 피해를 미리 예방하기 어려울 수 있습니다.

여기에 관해서 제가 최근에 경험한 사례 중 하나를 말씀드리겠습니다.

어떤 환자 한 분이 입원을 하게 되셨는데, 원인은 심각한 폭언과 폭력 행동을 동반한 치매였습니다. 이 환자분은 입원 전 정신과 병동에서 약물을 처방 받으셨으나 지속적으로 약물 복용을 거부하셨고, 결국 가정에서 보호하기 힘들 정도로 증상이 심각해지셔서 가족들이 환자의 입원을 결정하게 되었습니다.

그런데 다행스럽게도, 입원 후 환자분께서 처방 받은 약물을 잘 드셨고 다른 치료도 병행한 결과, 상태가 상당히 안정되어 폭력성이 거의 드러나지 않게 되셨습니다. 다만 약물의 영향으로 말수가 많이 줄고 약간의 우울감을 표현하셨으나 우려할 수준은 아니었고, 무엇보다 환자 본인과 주위 분들의 안전을 보장받을 수 있게 되었습니다.

그런데 문제는 며칠 뒤 환자의 자녀 한 분이 면회하러 왔을 때 터졌는데요. 그분은 환자의 말수가 줄고 표정이 우울해 보인다고 불만을 제기하면서, 입원 후 환자의 상태가 더 안 좋아졌다고 주장하셨습니다.

환자분께서 입원 전에는 욕설을 하고 집기를 부수고 식구들에게 위협을 가하기는 하셨으나 말씀도 잘하시고 음식도 잘 드시고 운동도 하셨는데, 병원에서 오히려 상태를 더 악화되도록 만들었으니 환자를 댁으로 다시 모셔가야겠다는 것이었습니다. 결국 어르신은 그렇게 퇴원을 하셨습니다.

그런데 몇 주 후에 그 보호자가 환자분을 병원으로 다시 모시고 와서는 다짜고짜 잘못했다면서 사과를 하시기 시작했습니다.

그리고는 이후 어떤 불만도 제기하지 않을 터이니 어르신을 다시 입원시키도록 허락해 달라고 간곡하게 요청하셨습니다.

나중에 알고 보니, 댁으로 돌아가신 후 환자분의 폭력성이 이전보다 더 심각하게 드러났고, 이로 인해 급하게 다른 병원으로 모시려고 했으나, 어르신의 폭력 행동 때문에 병원 몇 곳에서 거부를 당한 뒤 결국 저희 병원으로 되돌아오신 것이었습니다.

사실 대부분의 보호자들이 환자의 상태를 실제보다 더 긍정적이고 양호하게 평가하려는 경향을 보이는데요. 특히 환자분의 건강하셨던 모습을 추억하며 그 상태로 다시 되돌릴 수 있을 것이라고 생각하는 경우가 상당히 많습니다. 그 결과 환자의 현재 상태를 의학적인 관점에서 객관적으로 판단하려는 병원의 입장과 충돌하게 되는 것입니다.

실제로 본인 스스로를 자해하거나 타인을 해하려는 증세를 나타내는 환자에게, 신체보호대나 약물을 사용하지 말라고 요구하는 보호자들이 상당히 많으신데요. 과도한 흥분상태에 있는 환자를 안전하게 제압하는 것은 극도로 어렵습니다. 자칫 완력으로 환자를 제압하다가 환자가 부상을 입으실 수도 있기 때문입니다.

특히 병원에는 흉기로 사용될 만한 집기들이 도처에 존재하기 때문에 환자가 혹여 무기가 될 수 있는 도구를 사용하여 주위 사람을 협박하거나 인질로 삼을 경우, 단순한 병원 내의 해프닝에서 그치지 않고 중대한 형사사건으로 비화될 수도 있습니다.

따라서 부모님께 약물을 사용하거나 신체보호대를 사용하는 것에 동의하시기 어렵더라도, 여러분께서 현재 부모님의 상태를 감당하실 수 없다면 병원에서도 감당하기 어렵다는 것을 인정하셔야 합니다.

마지막으로 상급병원 전원입니다. 환자의 건강상태가 극도로 악화되거나 추가적인 질환이 발생하여 요양병원에서 치료를 지속하는 것이 불가능해질 경우, 환자를 상급병원으로 이송할 것인지를 결정하는 것 또한 보호자의 권한입니다. 따라서 사전에 보호자가 이에 동의하지 않으면 위급한 상황이 생겨도 환자는 상급병원으로 이송되지 않습니다.

그런데 지금까지 설명해 드린 확인 및 동의 절차를 거치는 동안, 많은 보호자들이 결정을 힘들어하십니다. 그 이유는 바로 자신의 결정이 자칫 부모님께 불효가 될 수 있다고 생각하기 때문입니다.

그러나 어떠한 결정이라도 필요에 따라 불가피하게 이루어지는 것이므로 혹시 이러한 결정을 내려야 하는 순간이 와도, 여러분께서는 전통적인 효의 개념과 연관 지어 생각하지 않으셨으면 좋겠습니다.

예를 들어, 부모님께 보호대를 사용하거나 안정제를 투여하는 것을 허락하는 것이 불효가 될 수 있다고 생각하여 이에 동의하지 않은 결과, 만약 부모님이 부상을 입으시거나 타인에게 상해를 입히셨다면 이 역시 또 다른 형태의 불효가 될 수 있을 것입니다.

또한 부모님의 상태가 급격히 위중해졌을 때 생명연장을 위한 처치나 약물 사용, 상급병원으로의 전원 등의 조치를 사용하지 않겠다고 결정하는 것이 불효라고 생각할 수 있습니다. 하지만 반대로 연명치료를 지속하여 부모님이 지속적으로 고통 받으시도록 하는 것을 두고 효도라고 자부할 수 있는 것도 아니라고 생각합니다.

결국 보호자는 환자에 대한 선택과 결정을 해야 합니다. 그리고 올바른 결정을 내리기 위해서는 보호자가 환자의 상태를 정확하게 인식하고 있어야 합니다. 그렇지 않을 경우 잘못된 결정으로 이어져, 환자의 고통과 보호자 자신의 부담을 오히려 가중시키는 결과를 낳을 수도 있기 때문입니다.

④ 연명치료

저는 요양병원에서 일을 하면서, 매년 350건 정도의 임종을 목격합니다. 거의 매일 죽음을 접하고 있다고 해도 과언이 아니지요. 아무리 직업이라고 하지만, 오랜 기간 동안 돌봐드리던 어르신이 유명을 달리하시는 것을 거의 매일 지켜봐야 하는 일은 상당히 고통스럽고 힘이 듭니다.

그런데 제가 지켜본 바에 따르면, 많은 보호자들이 죽음에 대한 부정적인 견해나 막연한 두려움 때문에 환자의 죽음이 눈앞에 다가온 상황에서조차 그 가능성을 부인하거나 외면하려는 모습을 보이십니다.

여러분은 '살아있다'는 단어의 정의에 대하여 어떠한 관점을 가지고 계시나요? 삶과 죽음에 대하여 사람들이 가지고 있는 관점은 생각보다 다양합니다.

먼저, 생명징후인 바이탈사인vital sign이 있으면 살아있다고 보는 관점입니다. 즉, 숨을 쉬고 심장이 뛰고 적절한 체온을 가지고 있다면, 의식의 존재 여부와 관계없이 살아있다고 보아야 한다는 것이지요.

다음으로, 의식을 가지고 일정한 의사표현을 할 수 있고 적절한 의사소통이 가능해야 살아있다고 보는 관점도 있습니다.

또한 극심한 고통을 받을 바에는 차라리 삶을 이어가지 않는 것이 좋다고 생각하는 관점도 있고, 반대로 고통이 심하더라도 적절하게 조정하면서 더 악화되지 않게 유지할 수 있다면 그런 삶도 나쁘지 않다고 생각하는 관점도 있습니다.

그런데 요양병원 환자의 보호자들이 가지는 삶에 대한 생각은, 위의 관점들보다 좀 더 구체적이고 현실적으로 표현되는 경향을 보입니다.

예를 들면, 환자의 장기입원으로 인하여 그 가정의 경제상황이 극단적으로 나빠졌다면, 보호자들이 환자의 생명 연장을 위한 의료행위의 지속을 더 이상 원하지 않을 수도 있습니다.

만약 여러분께서 이런 상황에 처하게 되신다면, 의료진에게 현재 당면한 문제를 솔직히 알리고 향후 치료 계획을 어떻게 수정할지 의논하실 것을 추천해 드립니다.

이렇게 하면, 의료진도 사람이기 때문에 비공식적이지만 법을 어기지 않는 선에서 여러분이 취할 수 있는 행동에 관하여 조언해 줄 수 있을 것입니다.

의료진과 상의한 후에는, 추가적으로 병원의 원무행정 담당자와 상담하여 병원 내규와 행정 절차상 문제가 일어나지 않는 범위 내에서 필요 조치를 진행하실 수 있습니다.

한편 이와 정반대로, 보호자들이 환자의 생명 연장을 간절히 원하시는 경우도 있는데요. 환자가 당사자로 참여해야 하는 중요한 계약을 앞두고 있거나, 특정 기한까지 환자가 생존해 계셔야 보험금 수령이 가능한 상황처럼 환자의 생존이 보호자의 경제적 이익과 직결되는 경우가 그에 해당됩니다.

이러한 경우, 환자의 상태가 매우 위중하여 명백히 임종이 눈앞에 다다른 상황인데도 특정 시점까지 무조건 환자의 생명을 연장시켜야 한다는 무리한 요구를 하시는 보호자들도 계십니다. 아무리 의사라고 해도 신이 아닌 이상, 죽음이라는 자연의 섭리를 거스를 수 없습니다. 그럼에도 불구하고 기적을 일으켜 달라고 억지를 쓰시는 것이지요.

　그러나 무엇보다 의료기관에서 환자의 연명치료 여부를 결정할 때 원칙으로 삼는 기준은, 입원 전 또는 입원 시점에 환자가 직접 작성한 '사전연명의료의향서'입니다.

　국립연명의료관리기관 누리집st.go.kr에 게시된 내용에 따르면, 사전연명의료의향서란 '19세 이상의 성인이 향후 임종과정에 있는 환자가 되었을 때를 대비하여, 연명의료 및 호스피스에 관한 의향을 자신이 직접 문서로 작성해 두는 것'입니다.

　누구나 사전연명의료의향서를 작성한 후 서명날인을 하면, 임종이 임박하다고 판단되는 상황에서 연명치료를 시행하지 않거나 중단하는 것에 동의하게 됩니다. 반면 사전연명의료의향서를 작성하지 않았다면 임종이 임박한 상황에서 연명치료의 시행이 가능합니다.

　사전연명의료의향서 양식은 아래와 같습니다.

■ 호스피스·완화의료 및 임종과정에 있는 환자의 연명의료결정에 관한 법률 시행규칙 [별지 제6호서식] <개정 2023. 7. 31.>

사전연명의료의향서

※ 색상이 어두운 부분은 작성하지 않으며, [ ]에는 해당되는 곳에 √표를 합니다. (앞쪽)

등록번호	※ 등록번호는 등록기관에서 부여합니다.		
작성자	성 명		주민등록번호
	주 소		
	전화번호		
호스피스 이용	[ ] 이용 의향이 있음 [ ] 이용 의향이 없음		
사전연명 의료의향서 등록기관의 설명사항 확인	설명 사항	1. 연명의료의 시행방법 및 연명의료중단등결정에 대한 사항 2. 호스피스의 선택 및 이용에 관한 사항 3. 사전연명의료의향서의 효력 및 효력 상실에 관한 사항 4. 사전연명의료의향서의 작성·등록·보관 및 통보에 관한 사항 5. 사전연명의료의향서의 변경·철회 및 그에 따른 조치에 관한 사항 6. 등록기관의 폐업·휴업 및 지정 취소에 따른 기록의 이관에 관한 사항	
	확인	[ ] 위의 사항을 설명 받고 이해했음을 확인합니다.	
환자 사망 전 열람허용 여부	[ ] 열람 가능 [ ] 열람 거부 [ ] 그 밖의 의견		
사전연명 의료의향서 등록기관 및 상담자	기관 명칭		소재지
	상담자 성명		전화번호

본인은 「호스피스·완화의료 및 임종과정에 있는 환자의 연명의료결정에 관한 법률」 제12조 및 같은 법 시행규칙 제8조에 따라 위와 같은 내용을 직접 작성했으며, 임종과정에 있다는 의학적 판단을 받은 경우 연명의료를 시행하지 않거나 중단하는 것에 동의합니다.

작성일　　　　　　년　　　월　　　일
작성자　　　　　　　　(서명 또는 인)
등록일　　　　　　년　　　월　　　일
등록자　　　　　　　　(서명 또는 인)

출처: 국립연명의료관리기관(lst.go.kr)

　　사전연명의료의향서 뒷면에는 작성 시 유의해야 할 사항들이 안내되어 있으며, 그 내용은 다음과 같습니다.

- 사전연명의료의향서를 작성하고자 하는 사람은 보건복지부장관이 지정한 사전연명의료의향서 등록기관을 통하여 직접 작성해야 합니다.

- 사전연명의료의향서를 작성한 사람은 언제든지 그 의사를 변경하거나 철회할 수 있으며, 이 경우 등록기관의 장은 지체 없이 사전연명의료의향서를 변경하거나 등록을 말소해야 합니다.

- 사전연명의료의향서는 ① 본인이 직접 작성하지 않은 경우, ② 본인의 자발적 의사에 따라 작성되지 않은 경우, ③ 사전연명의료의향서 등록기관으로부터 「호스피스·완화의료 및 임종과정에 있는 환자의 연명의료결정에 관한 법률」 제12조제2항에 따른 설명이 제공되지 않거나 작성자의 확인을 받지 않은 경우, ④ 사전연명의료의향서 작성·등록 후에 연명의료계획서가 다시 작성된 경우에는 효력을 잃습니다.

- 사전연명의료의향서에 기록된 연명의료중단 등 결정에 대한 작성자의 의사는 향후 작성자를 진료하게 될 담당의사와 해당 분야의 전문의 1명이 모두 작성자를 임종과정에 있는 환자라고 판단한 경우에만 이행될 수 있습니다.

그런데 간혹 환자가 요양병원 입원 시에 사전연명의료의향서를 작성하지 않으셔서 차후 보호자들 간에 연명치료에 대한 분쟁이 발생하거나 법정 공방으로 이어지는 경우도 있습니다.

그러므로 환자의 입원을 결정하기 전에 환자의 가족들은 이러한 상황에 대비하여 미리 협의를 하셔야 합니다. 만약 심각한 분쟁이 우려될 경우, 가족회의에서 충분한 논의와 협의를 거친 후에 추후 이루어질 결정에 대한 책임 소지를 명확히 해 두기 위하여 확약을 위한 문서를 작성하여 공증 절차를 거치는 것도 좋은 방법이 될 수 있습니다.

⑤ 판단과 결정

요양병원 환자의 대부분은 중증 노인질환으로 입원하시게 되는데, 중증 노인질환의 특성상 환자의 감정 기복은 물론이고, 신체의 기능이나 통증 체감 정도의 변화가 매우 빈번하게 일어나고, 증상의 악화 또한 예상보다 빠르게 진행될 수 있습니다.

그런데 대다수의 보호자들이 환자의 입원 전 상태를 기준으로 삼으며, 그마저도 의학적 소견보다 더 건강하셨던 모습으로 기억하려는 성향을 보입니다. 따라서 입원 후 환자의 상태가 악화되면 병원에서 환자를 잘못 돌본 것이 아닌가 하고 의심하고 불만을 제기하는 경우가 상당히 많습니다.

하지만 병원의 입장에서 보면 환자를 하루라도 더 병원에 계시도록 하는 것이 이익이 되기 때문에 "요양병원 의사들은 자신의 부모보다 입원 환자에게 더 효도한다"라는 농담이 있을 정도로, 최선을 다해서 환자의 상태를 안정적으로 유지하려고 노력합니다.

그럼에도 불구하고 거의 매일 임종하시는 환자가 계실 정도로, 중증 노인질환 환자의 병증이 예상보다 빠르게 진행될 수 있습니다.

환자의 상황에 대처하기 위하여 병원에서 실시되는 의료행위는 매우 다양하며 비용의 폭도 상당히 큽니다. 또한 의료행위에 따라 소요되는 시간 역시 다양하고, 적절한 시기에 해당 행위를 하기 위해 일정을 맞추는 것도 쉽지 않습니다. 심지어 예상보다 비용이 지나치게 과다하게 청구되는 경우도 상당히 빈번합니다.

따라서 상황변화에 적절한 결정을 내리기 위해서는 무엇보다 환자의 현재 상태를 있는 그대로 파악하는 것이 중요합니다. 그리고 환자의 상태가 급속도로 나빠질 상황에 대비하여 미리 대략적인 계획을 세워놓아야 합니다.

특히, 상황의 변화에 따라서 실행 가능한 조치와 실행하고 싶은 조치를 구분하여 확인해 두는 것이 중요한데요. 예를 들면, 실행은 가능하지만 비용에 대비하여 효과가 미미하거나 거의 없다고 판단되는 의료행위일 경우, 실행하고 싶지 않은 조치로 분류해 두는 것입니다.

이때 가장 중요한 것은, 최대한 감정을 배제하고 이성적으로 현명한 결정을 내리기 위해 노력하는 것입니다. 물론 부모님의 삶과 죽음에 대한 결정을 내려야 하는 순간에 감정을 배제하는 일이 결코 쉬운 일이 아니라는 것은 저도 잘 알고 있습니다. 저 역시 사랑하는 어머니의 임종을 앞두고, 생사를 결정짓는 중대한 결정을 내려 본 경험이 있으니까요.

물론 이 상황에서 가장 존중해야 할 것은 환자 본인의 결정이므로 환자분이 자신의 존엄을 유지할 수 있을 정도의 인지와 판단력을 가지고 계신다면, 본인의 뜻을 존중하는 것이 가장 바람직합니다.

그러나 그 반대의 경우라면, 보호자들이 이성적인 판단을 근거로 하여 객관적으로 볼 때 가장 적합한 결정을 내려야 합니다. 보호자들이 결정을 내리기에 앞서 고려해야 할 사항에는 다음과 같은 것들이 포함될 수 있습니다.

- 지금의 상황에서 어떠한 대응이 가장 적절한가.

- 지금 환자 본인이 가장 원하는 것은 무엇인가. 환자의 의사와 나의 의사가 다른 경우, 나는 환자의 결정을 받아들일 준비가 되어 있는가.
- 현 상황을 더 나은 방향으로 해결할 다른 방법을 찾을 수 있는가. 그 방법에는 어떤 것들이 있는가.
- 환자의 생명을 연장해야 하는가, 아니면 환자가 고통 받는 시간을 줄여야 하는가.
- 나로 하여금 결정을 망설이게 하게 하는 요소는 무엇인가.
- 이 결정에 대하여 나 혼자 책임을 져야 하는가, 아니면 책임을 함께 질 사람이 있는가.
- 내가 결정했을 때, 누군가가 문제를 제기하거나 다른 견해를 제시할 가능성이 있는가.
- 내가 내린 결정에 대하여, 누군가가 법적 또는 경제적 책임을 요구할 가능성이 있는가.

만약 여러분의 결정에 반대하는 사람이 있다면, 그 사람이 해당 결정에 대한 책임을 지도록 해야 합니다. 만약 단순히 여러분의 결정에 반대만 하고 그에 따른 책임은 지지 않겠다고 한다면, 상대의 견해에도 일리가 있다고 공감은 해 주되, 결정에 따른 책임이 결정을 내린 사람에게 있음을 다시 한 번 일깨

워 준 후 최대한 합리적으로 일을 진행시켜야 합니다.

가족 간의 일이지만 사람의 생사와 관련된 문제이므로 결정권과 책임소재를 분명히 하지 않으면 향후 끝없이 많은 분쟁이 생길 수 있기 때문입니다.

그 밖에 친인척이나 지인들로부터 현실을 전혀 고려하지 않은 이상론이나, 종교적 신념 등에 기인한 조언 등을 듣게 될 수도 있는데요. 그런 조언들이 당장 현실적인 상황 해결에 도움이 되지 않는다면, 상대의 관심에 대하여 예의를 갖추어 감사를 표한 후 특별히 염두에 두지 않는 것이 좋습니다.

모든 의견을 다 들어주고 모든 조언을 다 시험해 볼 수 있다면 좋겠지만, 시간은 제한되어 있고 경제적 능력에도 한계가 있으며, 무엇보다 결정이 늦어질수록 환자의 고통이 가중된다는 사실을 잊어서는 안 됩니다.

특히 환자의 상태가 위중할 경우 매시각 상황이 달라지기 때문에 자칫하면 적절한 결정을 내릴 수 있는 기회조차 놓쳐버릴 수도 있습니다.

무엇보다 기억해야 할 것은, 병원에서 이루어지는 위중한 환자에 대한 모든 결정에는 장점과 단점이 있을 따름이지, 옳고 그름을 판단할 수는 없다는 사실입니다.

따라서 가족 중 누군가를 결정권자로 내세웠다면, 결정에 따른 결과의 장단점을 받아들이고, 결정을 내린 사람을 비난하거나 질책하지 않도록 주의해야 할 것입니다.

⑥ 대표 결정권자에 적합한 보호자

어르신이 요양병원에 입원해 계셔야 하는 상황이라면, 어르신의 신체와 정신이 정상적이지 않다는 것을 의미합니다. 따라서 보호자는 병원을 방문할 할 때, 어르신의 인지능력이나 판단력이 예전 같지 않다는 것을 전제하여 어르신을 대해야 합니다.

치료의 방향을 잡기 위한 중대 의사결정이 필요한 상황이라면, 가족 구성원 전체의 동의를 얻어 선임된 대표자가 담당 의사의 설명을 듣고 결정하는 것이 가장 합당합니다.

그 이유는 여러 보호자가 제각기 다른 의견이나 주장을 제시할 경우, 적절한 시기에 적절한 방향으로 의사결정이 이루어지는 것이 거의 불가능하기 때문입니다.

심각한 경우 논의와 설명이 반복되는 동안 정작 이루어져야 하는 결정과 선택이 지연되거나, 적절한 조치를 취할 수 있는 마지막 시간마저 잃어버리게 될 수도 있습니다.

합리적인 의사결정이 지연되면, 첫째, 환자의 고통이 가중되고, 둘째, 보호자의 비용부담이 증가되며, 셋째, 가족 간의 분쟁이나 법적·도덕적 책임 공방으로 이어질 수 있습니다.

그렇다면 중대 의사결정을 최종적으로 담당할 대표 결정권자에 적합한 보호자는 누구일까요? 제가 병원에 있으면서 경험한 바에 따르면, 다음과 같은 보호자가 의사결정자로 가장 적합하다고 할 수 있을 것 같습니다.

- 상황을 객관적이고 정확하게 파악하고 인식할 수 있는 보호자
- 감정을 앞세우지 않고 이성적으로 행동할 수 있는 보호자
- 결정에 있어서 우유부단하지 않은 보호자
- 받아들여야 할 견해와 그렇지 않은 견해를 명확히 구분할 수 있는 보호자
- 사안의 급박함을 고려하여 시기적절하게 필요한 결정을 내릴 수 있는 보호자
- 사고가 유연하여 다양한 상황의 변화에 잘 대처할 수 있는 보호자
- 의료진의 견해를 존중하여 의료적으로 납득이 가는 판단을 내릴 수 있는 보호자

이와 반대로, 아래와 같은 보호자는 의사결정권자로 적합하지 않을 뿐만 아니라, 오히려 올바른 판단과 결정의 방해요인

이 될 수 있습니다.

- 환자의 건강상태를 정확하게 파악하지 못하는 보호자
- 의학적으로 불가능한 행위나 기적을 요구하는 보호자
- 추후 청구될 의료비용의 부담을 고려하지 않고 할 수 있는 모든 의료행위와 조치를 시행해 달라고 요구하는 보호자
- 현실을 무시하고 자신의 의견만을 관철하는 보호자
- 다른 사람들의 견해를 지나치게 존중하느라 정작 내려야 하는 결정을 내리지 못하는 보호자
- 현 상황을 지나치게 감정적으로 바라보는 보호자
- 다른 가족이나 의료진을 비난하는 보호자
- 다른 가족들에게 책임을 전가하는 보호자
- 의료진의 견해를 무시하는 보호자
- 의료진에게 본인 대신 결정해 달라고 요구하는 보호자

지금 이 순간은 한 집안의 어른이 저물어가는 상황입니다. 이 상황에서 꺼져가는 생명에게 보여드려야 할 가장 좋은 모습은 비난하고 공격하고 떼쓰는 어린아이 같은 모습이 아니라, 현명한 자세와 이성적인 태도로 내려야 할 판단과 결정을 미루지 않고 책임감 있게 감당하려고 노력하는 진정한 어른의 모습

일 것입니다.

⑦ 원만한 병동생활을 위한 보호자의 역할

요양병원에 부모님을 모신 후, 여러분께서 보호자로서 할 수 있는 가장 기본적인 역할은, 환자를 자주 방문하여 건강상태를 살피고 환자에게 정서적 안정감을 드리기 위해 노력하는 것입니다.

그러나 만약 이렇게 하는 것이 어렵거나 불가능하다면, 적어도 전화 상담을 통해서라도 담당 의사와 주기적으로 소통하면서 환자의 현재 상태를 파악하고 향후 치료 방식과 방향에 관하여 지속적으로 협의해 나가야 합니다.

또한 만약 의외의 상황이 생겨 적절한 조치나 도움이 필요하실 경우에는, 담당 의사나 간호사에게 연락하여 전문 의료인으로서의 자문이나 도움을 구하되 기본적인 예의와 존중의 태도를 갖추어 행동해 주시기를 당부 드립니다.

물론 소수의 의료진과 간병인력이 일반병원보다 훨씬 많은 환자를 치료하고 돌봐드려야 하는 요양병원의 특성상 병동생활 중 환자 및 보호자분들에게 다양한 불만사항이 발생할 수밖에 없는 현실에 대해서는, 저 역시 잘 알고 있으며 매우 안타깝게 생각합니다.

하지만 병원 측에 불만을 제기하거나 시정을 요구해야 하는 상황이라 할지라도, 보호자가 지나치게 공격적인 태도를 취하거나 병원 측과의 소통을 거부하고 일방적인 입장만 고수한다면 도움을 드리고 싶어도 도와드릴 방법을 찾기가 쉽지 않습니다.

정부의 지침에 따라 합법적으로 운영되는 정상적인 요양병원이라면, 해당 기관에서 문제를 처리하는 순서와 절차가 있기 마련입니다. 그러므로 보호자가 병원의 수칙과 질서를 존중하면서 소양과 품격이 있는 태도를 보인다면 문제가 생기더라도 보다 더 원만하고 긍정적인 방향으로 해결될 수 있습니다.

마지막으로 의료진과 간병인을 대하실 때 기본적인 예의를 갖추어 주시면 정말 감사하겠습니다. 여기에서 예의란 '윗사람을 대할 때 취하는 격식 있고 공손한 태도'를 가리키는 것이 아니라, 그저 '사람과 사람이 서로를 존중할 때 나타내는 태도'를 일컫는 것입니다.

병원에 근무하는 동안, 의료진을 상대할 때 아랫사람 대하듯 하대하거나 반말하는 보호자, 요양보호사에게 개인적인 잔심부름을 시키는 보호자, 감염수칙상 면회가 허락되지 않는 외부인을 대동하여 면회를 강행하려는 보호자, 병원수칙에 어긋나는 행동이 제지당할 때 "내가 누군지 알아?" 하면서 소리 지르는 보호자, 주취 상태로 병원을 찾아와 소란을 피우는 보호자 등, 기본적인 예의를 지키지 않는 보호자들을 적지 않게 만나 보았는데요.

부디 여러분께서는 요양병원에서 일하는 인력들이 누군가의 소중한 가족이자, 사명감과 소명의식을 가지고 환자들을 돌보기 위해 애쓰는 사람들이라는 사실을 기억해 주셨으면 좋겠습니다.

저는 우리 사회가, 임금의 높고 낮음을 떠나서 사명감과 소명의식으로 일상을 지탱하고 있는 분들에 의해 이만큼 유지되고 있다고 생각합니다. 그리고 요양병원에서 묵묵히 환자들을 돌보시는 의료진과 간호인력, 그리고 요양보호사들 역시 이러한 분들 중 하나라고 생각합니다.

하지만 사람이 하는 일이라는 것이 항상 좋은 쪽으로만 흘러가지도 않을뿐더러 특히나 더욱 살기 팍팍해진 요즘 세상에는, 이유 없이 악의적인 의도와 행동을 보이는 사람들도 다수 존재합니다. 그리고 만약 그런 사람들이 환자 주위에 있음에도 병원의 시스템이 그런 사람들을 걸러내지 못할 경우 환자가 위험에 처할 수도 있습니다.

그러므로 요양병원에 모신 부모님께서 혹시라도 부당한 처우나 학대를 받으실까 염려하시는 보호자들이 많으실 텐데요.

속 시원한 답변을 드리지 못하고 겨우 이런 말씀만 드릴 수 있는 것이 죄송할 따름이지만, 보호자께서 좀 더 많은 관심을 가지고 병원에 자주 방문하셔서 어르신과 이야기도 나누시고 건강상태도 수시로 체크해 보시는 것이 혹여 있을지도 모르는 부적절한 처우나 학대 가능성을 줄이기 위한 최선의 방법이 될 것입니다.

덧붙여 가족을 면회하러 병원에 오실 때는 다른 누군가의 소중한 가족인 병원 인력들에게도 친절하고 따뜻하게 대해 주신다면 더 바랄 것이 없겠습니다.

그래도 삶은 계속된다

노인이 된다는 것은 어쩔 수 없이 참 슬픈 일입니다. 젊음은 화려하고 힘차고 향기로운 봄과 같지만, 늙음은 춥고 건조하고 무기력한 겨울의 모습을 하고 있습니다. 자연에서는 겨울이 끝나면 봄이 오지만, 잔인한 노인의 겨울에는 다시 봄이 찾아오지 않습니다.

노인이 된 몸은 여기저기 아프기만 할 뿐 더 이상 말을 듣지 않고, 기억은 자꾸 희미해져 이제는 자신이 누구였는지조차 잘 기억이 나지 않습니다. 이렇게 한 생명이 서서히 사그러지며 그 찬란했던 빛을 잃어갑니다.

이 과정에서 노인들이 느끼는 슬픔, 허무, 절망, 두려움은 오직 노인들의 것일 뿐, 노인이 되어 보지 않은 사람은 결코 이해할 수 없습니다.

그러나 무엇보다 늙음에 대하여 가장 큰 두려움을 안겨주는 요인은, 바로 평생을 바쳐 사랑하며 행복하기만을 바랐던 가족들에게 큰 짐이 되고 있다는 부담감일 것입니다.

더욱이 노인질환으로 인하여 자신의 신체와 정신을 스스로 통제할 수 없는 상황으로 향해 가고 계신 어르신이라면, 더욱더 이런 점을 염려하지 않으실 수 없겠지요.

가족들 역시 든든한 기둥처럼 의지하고 따랐던 집안의 거목이 힘없이 쓰러져버린 상황에서 당황스럽고 황망한 심정을 어떤 말로도 충분히 표현하기 어려울 것입니다.

저의 경우, 어머니께서 뇌에 암이 퍼져 돌아가시기 전에 제가 알던 모습과 전혀 다른 모습으로 바뀌시는 것을 보고, 그 상황에서 도망치고 싶을 만큼 해일 같은 두려움과 절망감을 동시에 경험했습니다. 그리고 여러 해가 지난 지금까지도 그 기억을 떠올리는 것이 매우 고통스럽습니다.

그런데 당시에 안 그래도 힘든 저를 끝까지 몰아세운 것은, 다름 아닌 가족들과 친지들이었습니다. 어머니에 관하여 중요한 결정을 내려야 할 때마다 책임을 회피하던 가족들이, 제가 내린 결정의 결과를 빌미로 저를 공격하고 비난하며, 심지어 저 때문에 어머니의 상태가 더 악화되었으니 제가 모든 책임을 져야 한다고 억지를 부리기까지 했으니까요.

그럼에도 불구하고 슬픔을 억누르며 편찮으신 어머니를 간병하고 보호자로서의 책임을 다하기 위해 애쓰는 일련의 과정 속에서 저는 정말 많은 것을 느끼고 체험하였습니다.

또한 인생의 마지막을 목전에 두신 어르신과 그 가족들이 느끼는 고통은 물론, 그분들이 처하게 되는 여러 안타까운 상황에 대해서도 마음 깊이 이해할 수 있게 되었습니다.

제가 처음에 말씀드렸던 것처럼 평생 여러분을 든든하게 응원하고 지지해 주셨던 어르신 대신, 이제는 여러분께서 한 집안의 어른이 될 차례입니다.

하지만 앞으로 어떤 어려움과 슬픔이 기다리고 있을지 알 수 없고, 얼마나 뼈아픈 고통이 찾아올지 누구도 말해 줄 수 없습니다. 그럼에도 불구하고 여러분께서 소중한 부모님을 끝까지 사랑하고 섬기기 위하여 애쓰시는 만큼 부모님의 마지막 나날들은 따스한 기억들로 채워질 것입니다.

사실 제가 이 책을 쓰기 시작하면서 품은 작은 소망이 하나 있었는데요. 이 책을 읽으시는 분들 중 단 몇 분만이라도 "막막한 사막여행에서, 잠시 목을 축이고 갈 수 있는, 작은 물웅덩이를 만난 것 같다"는 느낌을 갖게 되시는 것이었습니다.

그렇지만 책을 마무리하면서 되돌아보니, 여러분의 마음을 더 무겁게 하는 이야기만 잔뜩 적은 것 같아 죄송스럽습니다.

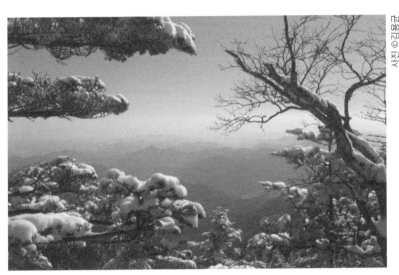

사진 ©김용규

노인의 시간은 추운 겨울처럼 힘들고 외로운 시간이지만 세심한 돌봄이 있다면 마지막 나날들은 따스한 기억들로 채워질 것이다.

게다가 원래는 소중한 부모님을 마지막까지 배웅해 드리기 위한 여정에 꼭 필요한 것들만 간단히 추려서 전달해 드리려고 했는데요. 쓰다 보니 조금이라도 더 상세한 정보를 드리고 싶어서 잔소리처럼 비슷한 이야기를 하고 또 하다가 전체 분량이 처음 계획한 것보다 더 늘어난 면도 없지 않습니다.

이렇게 부족하고 어설픈 저의 글을 끝까지 읽어 주신 여러분께 깊은 감사의 마음을 전하며, 여러분의 앞날에 어떤 어려움과 고난이 찾아오더라도 그 끝은 항상 건강, 행복, 사랑으로 가득하기를 간절히 기원합니다.

아프지 마요, 엄마

초판 1쇄 발행 2024년 7월 24일

지은이 이민경, 한유진
펴낸곳 ㈜에스제이더블유인터내셔널
펴낸이 양홍걸 이시원

홈페이지 siwonbooks.com
블로그 · 인스타 · 페이스북 siwonbooks
주소 서울시 영등포구 영신로 166 시원스쿨
구입 문의 02)2014-8151
고객센터 02)6409-0878

ISBN 979-11-6150-864-1 93510

시원북스는 ㈜에스제이더블유인터내셔널의 단행본 브랜드
입니다.

독자 여러분의 투고를 기다립니다.
책에 관한 아이디어나 투고를 보내주세요.
siwonbooks@siwonschool.com